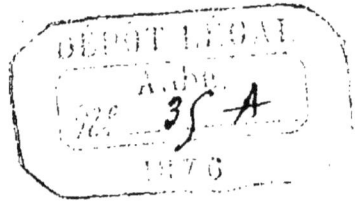

LES

64 PLANTES UTILES

AUX GENS DU MONDE

Il a été tiré de ce livre

20 exemplaires sur papier vergé,

3 exemplaires sur papier de Chine,

numérotés et paraphés par l'Éditeur.

TROYES. — IMPRIMERIE DE J. BRUNARD.

LES

64 PLANTES UTILES

AUX GENS DU MONDE

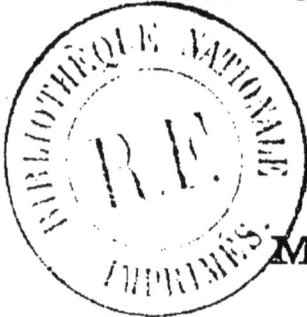

PAR

M. HARIOT

Pharmacien à Méry-sur-Seine (Aube)

———◦≫✦≪◦———

TROYES

CHEZ PERDERIZET-BOURGEOIS, LIBRAIRE-ÉDITEUR

25, place de l'Hôtel-de-Ville, 25

—

1876

PRÉFACE

On est étonné de rencontrer chez tous les peuples et jusque dans la nuit des temps, une certaine similitude, en cette foi vive, assurément innée, pour les « simples »; c'est d'abord cette croyance naïve qui attribue des qualités à ce qui en a le moins, et d'où départent maintes satisfactions pour cette pauvre humanité souffrante qui n'a d'aspirations que pour les soulagements, n'importe d'où ils viennent, quelles que soient leurs valeurs ; voilà comme on soutient l'espérance ; et, c'est cette confiance qui vous réchauffe, vous rattache à la vie, que les esprits forts appellent des défaillances de l'esprit. — Heureux encore quand ces coryphées ne subissent pas eux-mêmes cette loi de nature !

Malgré ce persiflage à l'ordre du jour ; serez-vous de mon avis, et admettrez-vous parmi les connaissances secondaires de tout le monde, des notions mieux apprises, mieux sues sur les propriétés des végétaux ? — Ce butin utile serait de tous les jours, souvent de toutes les heures, et constituerait pour chacun un *vade mecum* qui donnerait son large profit

à la société. — Il est bien entendu : que la médecine
n'en pourrait pas prendre le moindre ombrage, on
irait pas au-delà de l'infusion théiforme, du mucila-
gineux et sédatif cataplasme ; c'est au plus, si l'on
utiliserait — sans empiétements — la vapeur aromatique de quelques plantes, comme aussi certains émollients quotidiens et intérieurs.

Ces emplois partiraient du bon sens, les applica-
tions auraient leur raison d'être, plus de moyens à
tort et à travers, commandés par les bonnes femmes,
que la routine impose et que l'ignorance accepte ; au
contraire, une étude modeste et superficielle, sans
vous rendre docteur, sans vous rendre pédant, vous
donnerait le savoir nécessaire pour utiliser dans quelques simples besoins, *les vertus* — ainsi qu'on le disait
autrefois — de nos plantes médicinales.

Entendez-vous des milliers de doctes voix qui s'u-
nissent pour critiquer? Pourquoi ricaner à ces léni-
tifs usages, à ces palliatifs innocents qu'on recherche
malgré tout, pour se garer des fréquentes et légères
infirmités humaines?

Appuyons notre sujet, feuilletons pour cela quelques pages de l'histoire des siècles passés : A part les
grands dieux chez les Grecs, n'avaient-ils pas les di-
vinités inférieures ou philanthropiques qui veillaient
plus spécialement sur l'humanité, enfin, les dieux se-
courables? C'est Hygie, la bonne déesse, la toute puis-
sante — Panakéga, la guérison universelle — Jaso,

la bien secourable ; puis c'est Fauna, la déesse par excellence, qui n'était souvent que Cérès. On conservait dans son temple quelques plantes que l'on distribuait comme remède aux malades nécessiteux.

Le soleil n'avait-il pas ses hautes attributions, sa puissance médicale ? Ne tenait-on pas de lui la végétation et par là même, les propriétés des plantes ? On l'adorait sous le nom d'Apollon, qu'on représentait avec un gros bouquet de plantes médicinales à la main. Son temple n'en était pas moins garni, de la Verveine sacrée surtout ; c'était à son fils Esculape ou Asclepias qu'on s'adressait aussi dans de nombreuses infirmités.

Hercule tenait son caducée au moyen duquel il trouvait la sympathie des pierres et des plantes, il lui indiquait les herbes salutaires ; n'avait-on pas les plantes d'Hercule, une vraie panacée ? — Ceux qui avaient des affections anciennes et résistantes venaient chercher la guérison dans les *Jardins d'Hercule* où l'on humait l'air embaumé des plantes aromatiques.

Minerve veillait à la santé des femmes et des filles — elle avait son herbe unique pour les yeux — la déesse tutélaire apparait un jour à Périclès et lui indique la plante favorable pour guérir un ouvrier qui était tombé d'une hauteur considérable en travaillant à l'acropole d'Athènes.

La déesse Corda s'approchait du berceau d'un enfant, un rameau d'Arbousier à la main et le guérissait.

La mystérieuse Hécate savait distinguer les plantes médicinales des plantes vénéneuses, et de quelles faveurs elle couvrait ces dernières ! Car elle les tenait enfermées dans un jardin gardé de murailles de neuf toises de haut soutenues de bastions, avec portes d'airain ; Médée, l'une de ces filles, resta gardienne de ces plantes magiques.

Péon, le médecin des dieux, pansait Pluton blessé par Hercule, c'est de là que notre Pivoine a pris son nom.

Les Hiérophantes, pour garder la continence, se frottaient le corps d'Agnus-castus ; comme prêtres ils manipulaient l'Astérion, ce remède des dieux ; c'était d'eux, que la Verveine, cette plante sacrée, empruntait tous ses singuliers pouvoirs. Du reste, c'était toujours à eux qu'on s'adressait pour demander des secours : ils conseillaient l'Ail à Ulysse pour le préserver des séductions de la perfide Circée ; avec la Mercuriale, ils sauvaient un roi du nom d'Antigone.

Un jour, on voulut simplifier ce besoin intime de la guérison, et chercher une panacée qui donnerait l'immortalité, c'est du régime végétal qu'on attendit un pareil prodige, et sur l'herbe aux Douze Dieux qu'on compta.

Combien citerait-on de ces plantes, spécifiques merveilleux, qui ont emprunté leurs noms pompeux aux personnages qui en avaient obtenu d'heureux effets ; c'était l'ombellifère de Chiron, l'Achillée d'Achille, les

Teucriums du nom d'un héros de la guerre de Troie, puis Mélampe qui guérissait, avec l'Hellébore, les filles du roi Prœtus, devenues folles, etc., etc.

Si nous devions parler de ce qui se passe de nos jours, on conclurait : que les médecins professent la plus grande insouciance pour l'emploi des plantes, et que les médicastres — qui sont nombreux — en abusent, sans en connaître leurs valeurs.

Nous voulons les réhabiliter, et, surtout, donner le moyen de les reconnaître et de les utiliser.

LES 64 PLANTES UTILES

AUX GENS DU MONDE

La Grande Absinthe.

C'est l'*Absinthe commune, officinale* qui croît d'un mètre ; elle est tellement rustique qu'on peut lui donner l'endroit le plus aride et sec du jardin, elle y poussera grande et feuillée, c'est alors le *bouchon d'Absinthe.*

Son odeur pénétrante la caractérise déjà, puis c'est son amertume proverbiale.

Les plus savants médecins de la Grèce et de Rome en ont fait l'emblême de la santé et ont célébré pompeusement ses vertus.

Propriétés. — Elle est tonique, fébrifuge, vermifuge ; c'est la plante, par excellence, des femmes pâles, c'est aussi *le quinquina des pauvres.*

Ses feuilles molles, soyeuses, d'un vert argenté et ses sommités jaunâtres en petites grappes penchées servent intérieurement et extérieurement ; en infu-

sion : à la dose d'une pincée pour un litre d'eau bouillante — macération pendant huit jours dans un litre
de vin blanc de 30 grammes de feuilles et de sommités pour faire *le vin d'Absinthe* — plus loin, nous
l'associerons à d'autres plantes dans la composition
des *espèces aromatiques* pour bains et lotions.

Culture en grand pour la distillation, afin d'en obtenir l'*huile essentielle* ou *l'essence* qui sert à la fabrication de la boisson dite *Absinthe* dont on abuse toujours trop.

L'Ache et l'Angélique.

Ces deux ombellifères habitent de compagnie le
jardin où elles se comportent différemment ; le plant
d'Ache ne demandera jamais la moindre culture et il
occupe sa place depuis que le jardin est jardin. La
capricieuse Angélique, au contraire, se sème d'elle-
même ; ses semences ne peuvent souffrir les émana-
tions de toutes les mains, c'est donc pour cela que l'on
rencontre assez rarement cette dédaigneuse, et que sa
durée n'est qu'éphémère comparativement à celle de
l'Ache, puisqu'elle ne végète que 2 à 5 ans. Est-il bien
certain que de la culture soignée de l'Ache à l'odeur
forte et désagréable, nous ayons obtenu notre excellent *Céleri ?*

Propriétés. — La racine de l'Ache est très-aroma-
tique et diurétique.

La racine de l'Angélique *archangélique*, ainsi nommée pour ses qualités, d'une odeur suave comme les feuilles et les tiges de la plante, est excitante, stomachique, cordiale en infusion.

Les graines ou séminoïdes de cette dernière qui sont carminatives, entrent dans la préparation du *vespetro*, excellente liqueur dont nous donnons la recette à l'article *fenouil*.

Ces deux plantes à l'odeur si différente peuvent être confondues, et, elles le sont très-souvent; mais sans le moindre danger; gardez-vous cependant d'une pareille méprise pour la confection de votre ratafia d'Angélique que vous ferez ainsi :

Tiges ou feuilles d'Angélique. . .	45	gr.
Eau-de-vie ordinaire.	750	»
Eau commune.	750	»
Sucre.	750	»

Mettre l'Angélique menue avec l'eau-de-vie dans un vase; après 5 jours de macération, faire fondre le sucre dans l'eau, mêler le tout ensemble, filtrer 2 jours après; cette liqueur est agréable et digestive, et vaut mieux que l'eau de mélisse des Carmes. — On apprend aisément à confire les *tiges* tendres de l'Angélique pour la table.

L'Aconit Napel.

— Enfants, n'y touchez pas? (*bis*).

Mais si l'on en croit tout ce qui est écrit sur le compte de cette renonculacée, autant la bobine de Ruhmkoff. D'abord, les poëtes l'on fait naître de l'écume de l'affreux Cerbère; certains peuples empoisonnent leurs flèches dans son suc avant de se mettre en guerre; ne punissait-on pas dans l'antiquité par l'Aconit comme par la Cigüe? — N'était-ce pas aussi le principal ingrédient que Médée faisait entrer dans ses poisons formidables? — Le pape Clément VII s'en est occupé un peu, il le fit essayer sur des criminels, et sa fallacieuse racine a donné lieu à l'horripilation et à l'engourdissement.

Gardez-vous de la détruire cette gracieuse plante, ainsi qu'on en a souvent donné le conseil? Pourquoi les enfants en mangeraient-ils plutôt que de la Digitale qui est sa voisine? — Vous vous repentiriez bientôt d'avoir enlevé de vos plates-bandes, les belles variétés de ce végétal, assurément vénéneux, qui se mêlent si joliment aux autres espèces vivaces.

PROPRIÉTÉS. — Les fleurs d'un beau bleu, les feuilles d'un vert foncé, noir, et les racines de l'Aconit Napel qui ressemblent, avec une très-grande bonne volonté, à un navet ainsi qu'on l'a dit, sont vénéneuses, ce qui n'empêche pas la médecine d'en tirer un très-avantageux parti dans quelques affections nerveuses, les rhumatismes.

Laissez au médecin le soin de l'administrer ? — Cependant, une personne prudente pourrait aisément faire cuire la plante entière dans une suffisante quantité d'eau, composer ainsi un cataplasme qu'on appliquerait sur une douleur vive ; peut-être procurerait-on du soulagement à un patient ?

L'Ail.

L'Ail est le légume bulbeux que la cuisinière réclame pour ses besoins culinaires, puisqu'il en faut mettre partout — aimez-vous l'Ail, on en a mis partout — absolument comme pour la Muscade — voyez Raspail à ce sujet ? — Aussi la botte de gousses d'ail est-elle appendue à la proximité des fourneaux de la ménagère avec l'Échalotte, l'Oignon et la Rocambole qui ne peuvent la remplacer.

Malgré son odeur pénétrante et tenace, il avait des autels chez les Égyptiens qui l'adoraient — l'empereur Vespasien disait à un jeune homme odoriférant comme un pot de fleurs : « J'aimerais mieux que tu sentisses l'ail que le parfum ? »

Aux pays méridionaux, rien ne vaut mieux que la tartine à l'ail et au gros sel, ou frottée.

PROPRIÉTÉS. — Ce bulbe presque rond enveloppé d'une tunique blanche (tête d'ail) est utilisé comme vermifuge, 4 ou 6 fractions de la gousse coupées menues en infusion dans un verre de lait chaud. — Il a encore tant d'autres propriétés qu'on le nomme à la campagne : *la Thériaque des paysans.*

Le *Vinaigre des quatre voleurs* ou *vinaigre antiseptique* comprend l'ail dans sa préparation ; on devrait avoir toujours chez soi, sur soi, un flacon de ce vinaigre, dans les grandes villes surtout où la mauvaise odeur est de tous les endroits ; ne pourriez-vous pas, vous-mêmes, composer avec les plantes que vous avez sous la main, ce vinaigre ? La recette suivante est facile à exécuter :

Laisser macérer pendant 15 jours dans 2 litres de fort vinaigre 15 grammes de chacune des plantes ci-après : *Grande Absinthe, Romarin, Lavande, Sauge et Menthe, Ail* 4 grammes *(4 cuisses d'Ail) Camphre* 15 grammes ; passer et filtrer — sa conservation est indéfinie.

Les Aulx selon les grammairiens, *les Ails* selon les naturalistes, sont l'antiseptique populaire dans les maladies contagieuses ; une *gousse d'Ail* dans la poche est un sachet qui donne du courage, c'est plus sûrement un tonique contre la peur.

L'Alcée.

L'Alcée n'est ni plus ni moins que la rose à bâtons ou rose trémière, ainsi nommée à cause de ses tiges altières et cylindriques de 1 à 2 mètres, et dont la place aurait été à bon droit près de la Mauve et de la Guimauve, ses congénères.

Est-il un végétal qui fleurisse davantage ? C'est un prodige de floraison, un buisson de fleurs, et de fleurs simples, doubles, demi-doubles, de toutes les couleurs, depuis le blanc jusqu'au jaune foncé, le rose jusqu'au rouge cramoisi, violet, noir, et dont la durée est d'une partie de l'été — on comprendrait que les amateurs de grands jardins fussent possédés de *l'Alcée-manie*.

Ce qui m'importe le plus, c'est de vous engager à recueillir dans les imposants massifs de cette malvacée colossale, des fleurs et des feuilles.

PROPRIÉTÉS. — *Les feuilles, les fleurs et les racines* peuvent servir, après une coction prolongée, en cataplasmes et en lotions émollientes.

Alcée voudrait dire, assure-t-on, *force, secours, remède ;* c'est donc pour cela, que ses fleurs bouillies avec du vin du Midi, deviennent une panacée infaillible — de par le monde ! — contre les foulures et la faiblesse des articulations.

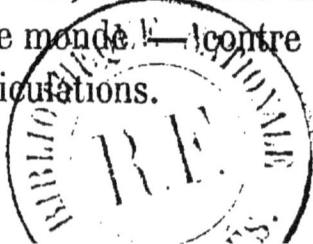

2

)

L'Armoise.

Il ne faudrait pas confondre notre *Armoise vulgaire*, *l'herbe de la Saint-Jean* ou *à la Saint-Jean*, avec les autres espèces de la famille, telles que l'Absinthe, l'Estragon, le Semen-contra qui sont des Armoises également, dont les qualités médicales sont différentes.

Notre plante très-commune à la proximité des habitations et de la hauteur d'un mètre, a été employée jadis par Artémise, la femme de Mausole, roi de Carie, qui lui a donné son nom ; elle aurait, paraît-il, déjà eu quelque vogue bien avant cette reine, sous le nom de Parthenis qui signifie *virginale ;* d'autres soutiennent encore — nous ne trancherons pas la question — que, puisqu'elle servait, notre herbe, dans les maladies des femmes, elle était certainement sous la protection de Diane l'accoucheuse que l'on appelait aussi Artémise ; puis, c'est Dioscoride et Pline qui s'en sont occupés parce qu'elle en valait la peine — sa réputation est donc plusieurs fois séculaire.

Propriétés. — Ses *feuilles* vertes en dessus, blanches et cotonneuses en dessous sont avec les *panicules terminales* ou *l'inflorescence,* les deux parties employées avec succès ; vous les recueillerez ensemble au mois d'août, les enfermerez dans un sac de papier, quand elles seront sèches, pour en conserver les propriétés aromatiques essentielles.

L'infusion d'une pincée de la plante dans un verre d'eau bouillante est emménagogue — elle a été vantée dans l'épilepsie en infusion très-chaude, comme sudorifique.

L'Arroche.

A quoi servirait d'*ettirer* un préambule par tous les moyens connus, pour vous dire que l'Arroche des jardins est tout simplement *la Bonne-Dame* ou *Belle-Dame* d'autrefois ; vous l'avez soufferte en maints endroits de votre potager, pour la trouver à l'occasion, puisqu'elle mitigera l'acidité de l'oseille. — N'a-t-elle pas encore un port élégant ? Eh bien ! qu'elle soit vert-jaune, rose ou rouge foncé, ces trois variétés, d'une culture la plus simple, remplaceront — je vous le dis très-bas — les feuilles de la Bette, dont elles n'ont pas la grosse nervure médiane, pour le pansement des vésicatoires et des cautères — le mot exutoire vous aurait peut-être mieux convenu ?

L'Artichaut.

Ce légume qui n'est qu'une grosse fleur non épanouie, démontre parfaitement ce que peut faire la culture ; n'est-ce pas un chardon amélioré ?

On voit maintenant cette plante prendre une **place**

dans beaucoup de jardins ; à cause de sa culture difficile — on l'avait cru — elle n'était naguère encore,
que le privilége des riches ; qu'on ne s'exagère plus
les soins qu'elle demande ; elle fournira sans grands
frais des *capitules très-gros* dont les *bractées et le ré-
ceptacle charnu* seront un mets, cru ou cuit, sain et
nourrissant. — Excusez ce bagage scientifique ci-
haut ; c'était afin de ne pas vous dire comme cet auteur de M.DC.XC. : « l'Artichaud forme une espèce
de pomme dont le *cul est bon à manger* et qui sert à
faire des ragoûts. »

PROPRIÉTÉS. — Quand votre *Artichaudière* aura
donné ses produits à la cuisine pendant plusieurs mois,
vous devrez choisir votre provision de *feuilles* parmi
les plus belles du plant, pour les laisser sécher à
l'ombre.

Les feuilles grandes et épaisses, de couleur vert
cendré sont toniques, fébrifuges en raison du principe très-amer qu'elles contiennent ; et, n'en déplaise
au docte Galien, médecin de Pergame, qui écrivait en
131 de J.-C., qui veut qu'elles engendrent la bile ;
nous voulons au contraire, quelles soient antibilieuses.
— Faire infuser 15 grammes de feuilles sèches pendant une demi-heure dans un litre d'eau bouillante ;
en prendre courageusement deux tasses à café par
jour.

On rendrait facile l'emploi de ce bon fébrifuge, que

l'on prendrait surtout quand les accès de la fièvre seraient enrayés par le sulfate de quinine, en faisant un
vin de feuilles d'Artichaut : — Vin blanc généreux ou
vin blanc du Midi 2 litres, feuilles d'Artichaut sèches
et menues 60 grammes, un verre par jour en deux fois.

L'Asperge.

L'Asperge dont le pays de prédilection est le Midi
peut croître partout ; elle a son carré privilégié au
jardin où l'automne et le printemps lui apportent des
engrais choisis ; c'est le légume choyé de son proprié-
taire ; en effet, s'il est un progrès horticole d'une certaine importance, c'est celui de créer dans une culture une *aspergeraie* ; car, il n'y a pas longtemps, il
était fort rare d'en rencontrer ; nous espérons qu'elle
va devenir commune et que nous aurons en avril, où
tout manque encore au jardin, des *turions d'Asperges*
à notre grande satisfaction.

Au temps de Galien, on l'avait déjà en grande es-
time, puisqu'on l'appelait l'*Asperge royale*.

PROPRIÉTÉS. — L'Asperge est un aliment médica-
menteux — elle offre à la médecine ses racines ; vous
les prendrez dans votre plant, si par hasard, vous en
avez besoin, elles seront infiniment préférables à celles
que fournit l'herboristerie, qui sont vieilles, terreuses,
mal séchées ; vous ferez un certain tort à votre ré-

colte, mais aussi, vous pourrez compter sur une décoction diurétique convenable.

Si votre produit est assez abondant ? — Voulez-vous
préparer un peu de sirop de pointes d'Asperges, ainsi
que vous le faites avec vos Groseilles, Cerises et Fram-
broises ? — Brisez les turions ou pointes d'asperges
dans un mortier de marbre, exprimez-en le jus, ajoutez à 500 grammes de ce liquide, 1 kilogramme de
sucre, faites cuire et passez sur un tissu de laine, mettez en bouteilles et placez à la cave — excellente préparation diurétique, sédative, facile à prendre et qui
pourra un jour ou l'autre, avoir son emploi pour calmer
les pulsations précipitées de votre cœur, ainsi que l'a
dit Broussais ; mais que Dieu vous en préserve !

La Bardane.

La Bardane totalement développée est colossale,
j'allais dire monumentale ; aussi tiendrait-elle une belle
et bonne place sur les pelouses, les gazons des grands
parcs où elle trônerait tout aussi bien que les Rhu-
barbes et tant d'autres plantes qu'il faut aller chercher
à grands frais chez les horticulteurs ; on sait qu'elle
préfère le long des chemins, le voisinage des masures ;
mais combien elle gagnerait à être placée dans un
square où elle ferait des exemplaires d'une végétation
luxuriante par l'effet du terrain et de la culture ; ses
tiges de 2 mètres d'élévation, ses vastes feuilles d'un

vert foncé à revers blanchâtres et lanugineux feraient un curieux effet ; son inflorescence vous rappellerait aussi ces fleurs globuleuses et nombreuses, aux sépales crochus que vous lanciez après les habits des camarades, en d'autres jours.

La largeur de ses feuilles, que nous aurons le soin d'utiliser, avait occupé Rabelais : « Je m'estais caché dessoulz une feuille de Bardane qui n'était pas moins large que l'arche du pont de Montrible. »

PROPRIÉTÉS. — Sa racine est un excellent dépuratif du sang, qui vaut la Salsepareille, cette racine de l'Amérique, tant vantée, dont le mérite est de venir de loin, et l'inconvénient, d'être coûteuse. — 15 à 30 grammes en décoction dans un litre d'eau miellée ou de réglisse.

Notez surtout : que les vrais dépuratifs ne sont pas communs et que les maladies de la peau sont fréquentes — Henri III n'aurait-il pas été guéri d'une certaine maladie par la Bardane ?

A la campagne — et pourquoi pas à la ville ? — Une large feuille de Bardane très-souple, duveteuse, devrait valoir le meilleur linge et servir de pansements commodes sur les tumeurs et les ulcères, clous et abcès.

Il y a quelques années seulement, on avait essayé de produire la racine assez charnue d'une vigoureuse Bardane, décorée pompeusement du nom de *Bardane de Chine,* comme plante potagère, parce qu'on la mangeait dans le Nord, ainsi que ses jeunes feuilles. Fi donc! Pour qui nous prend-on? Laissez donc aux bestiaux ce qui appartient aux bestiaux — encore, les vaches refusent-elles de brouter la Bardane. — L'apparence ne donne pas toujours la qualité.

Le Basilic.

Le Basilic est une vieille acquisition des Indes-Orientales, de la Chine ; nous le gardons à deux titres ; le jardinier le sème sur un coin de sa couche parce qu'il sait qu'il aime une forte terre, n'est-ce pas aussi un joli petit buisson touffu à odeur suave, cette disposition ne lui a-t-elle pas fait donner le nom humiliant d'*Oranger de savetier?* — Je l'ai vu en bordure au premier plan de la plate-bande, ses variétés y étaient heureusement fondues, il faisait ainsi un ravissant effet.

Les Grecs le nommaient *plante royale,* parce que sa bonne senteur le faisait admettre dans les habitations royales.

Propriétés. — La cuisine l'emploie souvent comme carminatif et pour relever le goût des sauces fades ; on le fait entrer dans une poudre très en usage, connue sous le nom *des quatre épices.*

Son utilité médicale est parfaitement marquée parmi les composants de l'*eau vulnéraire spiritueuse* dont la médecine domestique ne se prive pas dans les chutes; votre jardin peut vous fournir les éléments de cette préparation usuelle : mettre dans une carafe les simples suivantes que vous recueillerez à votre porte, sous vos fenêtres où déjà elles parfument l'air : *Basilic, Hyssope, Mélisse, Menthe, Romarin, Sauge, Thym, Absinthe, Fenouil, Lavande,* 15 grammes de chaque plante; ajouter sur le tout 1.500 *grammes d'Eau-de-vie commune,* laisser macérer 15 jours, puis passer — une cuillerée à café, plusieurs fois par jour, dans une demi-tasse de fleur de Tilleul.

La Belladone.

— Qui s'y frotte, s'y pique.

On rencontre, soit pour la curiosité, soit pour le besoin, quelques touffes de Belladone chez les amateurs de jardins ; elle n'est pas difficile sur la qualité du terrain, et sa durée ne peut pas être facilement datée, car j'en possède un pied depuis plus de vingt ans dans une portion pierreuse du jardin, ce qui n'empêche pas son élévation à plus d'un mètre annuellement.

Les anciens qui lui avaient donné le nom d'*Atropos,* caractérisaient ainsi ses terribles effets ; le nom de *Solanée furieuse,* de *Solanée endormante, meurtrière,* éternisera les rudes dommages qu'elle peut amener en cas d'imprudence ou d'erreur — elle exciterait, dit un pharmacologue de 1679 : *un dormir éternel.*

PROPRIÉTÉS. — Si vous voulez cultiver la Belladone afin de façonner vous-mêmes des cigarettes que vous fumerez avec précaution et ménagement dans les oppressions que donne l'asthme : vous récolterez les larges feuilles d'abord et vous les roulerez sur elles-mêmes ; les petites ensuite seront disposées menues pour la pipe — faire sécher à l'ombre.

Quant à l'emploi de cette plante vénéneuse d'un si haut intérêt pour l'intérieur, il faut en laisser la direction au médecin ; à moins, et tout au plus, extérieurement, que pour calmer une douleur rhumatismale : vous essayez d'un cataplasme fait avec les feuilles cuites ou la décoction qu'on épaissirait avec la farine de lin ou le son de froment.

On devra donc prendre mille précautions en face de cette plante dont les effets sont si énergiques et éviter tout accident que pourraient causer ses fruits sphéroïdaux, ces baies globuleuses, noires, luisantes, semblables à des bigarreaux, sans saveur désagréable et d'un grand attrait aux yeux des gamins ; il serait très-prudent de couper la trochée entière près du sol, avant la maturité de ces fruits tentateurs. — On cite des soldats suisses qui furent atteints durant trois mois de folie pour en avoir mangé afin de se désaltérer. — Les vomitifs et les boissons acidulées seraient efficaces en pareils dommages.

Le Bouillon blanc.

Il n'y a rien de facile à reconnaître comme le *Bouillon blanc ou Molène* : il aime les terrains secs, arides, abandonnés, son ensemble en fait une plante à nulle autre pareille ; elle est entièrement duvetée, ample dans toutes ses dimensions, sa taille dressée, raide et son inflorescence jaune lui avait fait donner autrefois et justement, le nom de *haut Chandelier*.

Au jardin où il paraît se trouver au mieux, il envahirait une place trop nécessaire à d'autres cultures ; puisque c'est un envahisseur sans mesure, il est urgent de le supprimer, car certains pieds s'étalent tellement qu'ils peuvent couvrir un mètre de surface. — Il sera suffisant que vous ayez six pieds seulement de ce végétal robuste, bisannuel, aux fleurs très-abondantes pour votre récolte, afin de passer la saison des rhumes. — On devra recueillir les fleurs et les faire dessécher rapidement au milieu du jour, par le soleil, autrement elles noirciraient.

Remarquez en même temps combien ses fleurs plaisent aux abeilles ?

Propriétés. — L'infusion de ses fleurs pectorales est sudorifique ; chaude, édulcorée et mélangée à du lait, c'est un vieux remède domestique très-agréable ; notez surtout, afin d'éviter l'irritation causée par les poils nombreux qui sont adhérents aux fleurs, et qui s'en détachent, qu'il faut passer cet excellent breuvage sur un tissu serré.

Le docteur Gilibert recommande et vante ses *feuilles* lanugineuses et sèches, en décoction, comme *admirables*, en lavement. — Pour un jugement et une appréciation si fantastique, il faut une confiance aveugle. — J'aimerais beaucoup plus les savoir employées en cataplasmes émollients, quand surtout, les espèces mucilagineuses manqueraient.

La Bourrache officinale.

Où est ce temps : quand la Bourrache était nécessaire au potager ? Au grand siècle, de La Quintinie la rangeait au nombre des plantes d'assaisonnement ; il y a 50 ans encore, sa corolle rotacée, bleu-violacé était l'ornement des salades, quand elle en fut dépossédée par la Capucine ; pourquoi ne remettrait-on pas l'une et l'autre en usage ?

Elle est, malgré tout, restée abondante au jardin, où tous les carrés lui sont bons, ainsi que les allées, puisqu'elle se multiplie d'elle-même ; on la reconnaît bientôt à sa vigoureuse végétation, à ses feuilles rugueuses, hérissées de gros et nombreux poils piquants qui reviennent à la version d'Avicenne sur cette borraginée, car il l'indique ainsi : *ses branches sont aspres comme les pieds des Langoustes.*

Propriétés. — Depuis 30 ans, la Bourrache n'a plus cette vogue qu'elle avait autrefois, lorsqu'il était d'obligation, à chaque printemps, de boire pendant un mois, tous les matins à jeun, un suc d'herbes, dans lequel notre plante fortement aqueuse composait déjà abondamment le breuvage noir et épais, le brouet enfin, où venaient s'adjoindre le Cresson, le Pissenlit, la Chicorée et le Cerfeuil qui parfumait le tout.

L'infusion de Bourrache est toujours administrée dans les affections éruptives, et plus souvent à tort et à travers, mais sans le moindre danger, tantôt pour le sang, tantôt pour les humeurs, et comme le dit Dalechamps : *tant prinse par dedans qu'appliquée pardehors.*

La plante entière peut servir en infusion, et un moyen commode d'en avoir toujours à sa disposition : c'est d'arracher en juin 5 ou 6 trochées qu'on suspendra dans un endroit abrité du grenier.

La Carotte.

A-t-il jamais existé un jardin sans carotte ? — Pourtant, tout le monde ne connaît pas encore cette plante potagère, fourragère, aux feuilles découpées, aux ombelles de graines concaves, en forme de nid d'oiseau ; puisqu'un président d'une commission d'enquête agricole, en face d'un champ de cette ombellifère champêtre, demandait d'un air capable : « Qu'est-ce donc que ce fourrage ?

— Ce sont des carottes —
Ah, ce sont des carottes !!

Incontinent, ce personnage agricole indiquait dans une conférence improvisée la valeur de ce fourrage sucré qui donne énormément du lait aux vaches et du beurre de la meilleure qualité, que les moutons mangent avec avidité, etc., etc.

PROPRIÉTÉS. — La racine charnue, longue, rouge, jaune, blanche, que nous savons conserver tout l'hiver et que l'économie domestique sait si diversement accomoder à nos goûts se prête encore à la médecine : l'usage d'un décocté de Carotte contre la jaunisse est tout ce qu'il y a de plus populaire — la pulpe de Carotte en application sur les brûlures ne l'est pas moins. — Pourquoi la fait-on manger aux enfants comme vermifuge ?

J'ai connu une vraie ménagère qui avait le temps de sécher la racine coupée en rouelles, pour la torréfier ensuite, pour la moudre enfin, et la mêler, à sa plus grande satisfaction, à son café des îles.

N'a-t-on pas préparé une confiture commune ou marmelade de Carotte et de vin doux, dans les années où les fruits étaient rares ?

La petite Centaurée.

Pour faire connaissance avec la petite Centaurée, il faudra sortir un peu du rayon que vous avez tenu jusqu'ici ; vous devez parcourir quelques prairies humides, celles surtout qui auront été submergées, et vous ne serez pas encore certain de rencontrer ce joli petit bouquet de fleurs roses qui tranche si gracieusement sur l'herbe verte ; on ne sait vraiment pas par quel caprice, elle reste plusieurs années, sans paraître là où elle a été excessivement commune auparavant ; aussi profiterez-vous d'une année d'abondance pour faire une récolte copieuse ?

Son amertume lui a valu anciennement le surnom de *fiel de terre*, et c'est si vrai que la médecine en a tiré un certain profit qu'elle gardera longtemps.

PROPRIÉTÉS. — Les sommités fleuries, roses, inodores sont plutôt employées que le reste de la plante ; ceux qui ont traité de la matière médicale en sont la cause, car, la plante entière jouit de la même valeur, on a même assuré que la partie la plus amère était la racine. — Faute de Gentiane, on fera infuser la petite Centaurée contre les fièvres et surtout à la suite des fièvres — 10 grammes ou une forte pincée pour un litre d'eau bouillante — on prendra plus facilement pendant un mois, quand les accès seront passés, un verre à bordeaux de vin blanc à la Centaurée — 60 grammes de la plante dans 2 litres de vin blanc généreux, macération de 8 jours.

La Centaurée n'a-t-elle pas été vulnéraire, puisqu'elle a guéri jadis le centaure Chiron, d'une blessure au pied ?

Le Cerfeuil cultivé.

Etonnez-vous donc que Théophraste ne parle pas de cette plante potagère qui croissait de son temps, dans les champs de la Grèce et dont les Athéniens faisaient un continuel usage ? J'aurais pu m'abstenir aussi de la mentionner ; mais c'est à titre de récrimination, pour rappeler qu'en médecine — ainsi qu'on pourrait le dire à chaque page — on va chercher trop loin ce qu'on a sous les pas ; en effet, notre ombellifère commune, aux feuilles si finement découpées, à l'odeur aromatique agréable, peut servir dans toutes les occasions où il est nécessaire de parfumer un breuvage dont on veut masquer le goût détestable.

La ménagère remplacera difficilement, pour ses salades, cette fourniture qui va également sur toutes les tables avec tous les légumes fades et insipides.

Propriétés. — La médecine noire d'autrefois avait un bouquet de Cerfeuil obligé, prescrit ; le suc d'herbes n'en manquait pas ; l'infusion nauséabonde du Séné d'aujourd'hui devrait toujours l'exhaler, ainsi que le bouillon aux herbes.

Il a vraiment ses avantages : il est au jardin dès les premiers beaux jours, on peut le semer à toutes les époques ; ce qui milite le plus en sa faveur : *c'est qu'il passe pour l'ami de l'estomac.*

Dans les contusions, autant vaudrait un cataplasme de Cerfeuil, qu'un cataplasme de Mauves.

Le Cerisier.

Si nous étendons notre flore médicale aux grands arbres, c'est qu'il découle du Cerisier et de ses variétés tant de bonnes et salutaires choses, qu'il est de notre devoir de vous en instruire. — Nous nous garderons de vous mentionner — c'est dans vos connaissances — ses produits pour l'ébéniste, le luthier, le tourneur, de son usage en cerceaux, en échalas, etc., qu'est-ce que cela peut vous faire encore, de savoir : que Lucullus, ce grand capitaine, l'introduisit à Rome, venant de Cérasonte, tout en guerroyant et défaisant l'armée de Mithridate ; à moins que l'on veuille mettre en comparaison le militaire d'à-présent avec celui d'autrefois ? — Mais à quoi sert donc le Cerisier ?

PROPRIÉTÉS. — Les médecins ont gardé une certaine bonne foi dans la propriété diurétique de la *queue de la Cerise*, ils en prescrivent la décoction, souvent la bénigne infusion — on préférerait la Cerise elle-même dans son état de fraîcheur ; mais elle dure si peu ! Car c'est elle qui est diurétique.....! C'est alors qu'il faut recourir aux procédés de conservation : *le sirop de Cerises* vient en première ligne, c'est la conserve utile, souhaitée dans une quantité d'affections où le malade est plein de caprices et appelle de toutes ses forces une boisson agréable, légèrement aigrelette; on le préparera de la manière suivante : briser les Ce-

3

rises sur un tamis, afin d'en avoir tout le suc, le descendre à la cave pour 15 heures, puis jeter la masse coagulée sur une toile claire et laisser passer, presque complétement ce bon suc transparent et d'un rouge magnifique, qui constituera votre sirop dans les proportions d'un litre de ce jus avec 1,800 grammes de sucre — on conservera à la cave.

La confiture de Cerises pour la convalescence ne sera pas indifférente, et jamais le médecin n'en défendra l'usage.

Ne vient-on pas de préconiser *le kirsch* dans les affections de poitrine, ce dont certains malades abusent? Cette boisson alcoolique est un produit de la distillation d'une Cerise noire, le fruit du Merisier.

N'avez-vous pas gardé de votre séjour à Plombières, Bains et Bourbonne le souvenir de *la soupe aux Cerises et de la tarte aux Cerises*?

La tisane de Cerises sèches plaît aux malades ; et à qui ne plairaient pas les Cerises à l'eau-de-vie, le *ratafia de Cerises*, *les Cerises en brochettes* et surtout *les conserves de Cerises* par la méthode d'Appert ?

Si nous passons du doux à l'amer, c'est pour ne pas omettre de recommander *l'écorce de la racine du Cerisier* qui est d'une amertume franche, et dont la décoction à la dose de 60 grammes dans un litre et demi d'eau, donnera un fébrifuge assez méritant.

Le Chèvrefeuille ordinaire.

C'est l'arbrisseau à tiges volubiles qui couvre vos berceaux, qui ombrage vos fenêtres et vos portes, tapisse et pare vos murailles souvent défectueuses; il périclimène les troncs vieillis et moussus de vos arbres. Si vous l'approchez des habitations c'est afin de jouir de l'odeur de ses fleurs suaves, aux nuances si douces et si bien fondues, qui s'épanouissent au mois de juin et que vous trouvez trop passagères, puisqu'elles ne durent que 15 jours.

Vous remarquerez aux bois l'espèce de Chèvrefeuille dite des bois; le plant s'enguirlande aux buissons, s'enlace, s'agraffe comme par des cordes à tout ce qu'il rencontre. Ses fleurs sont plus pâles, à cause du milieu où il végète; elles serviront à la médecine comme les autres fleurs des jardins.

PROPRIÉTÉS. — Les *fleurs* comptent parmi les pectoraux les plus agréables; une pincée des fleurs séches en infusion, pour une tasse d'eau bouillante, en prendre à volonté — recueillez-les deux jours après l'épanouissement; autrement elles deviennent jaunes et bientôt noires, puis elles tombent pour ne plus rien valoir.

La Chicorée sauvage.

Cette Chicoracée vivace, aux fleurs bleuâtres ou bleu céleste, aux feuilles lyrées d'où s'échappe un suc laiteux amer, aux racines grosses et profondes, se complait dans tous les sols, la voilà sur le terrain le plus dur de la voie, puis, vous la retrouvez au milieu des cultures ; mais ces deux habitats lui donnent des physionomies très-différentes. Si elle est une herbe des plus communes, c'est encore celle des vertus de laquelle on abuse le plus ; parcequ'on la trouve toujours sous la main, sous les pas, est-ce une raison pour en faire une panacée? Pourquoi lui attribuer toutes les propriétés médicales des toniques, des amers, des dépuratifs; pourquoi en faire la décoction nécessaire et préventive au printemps, en été et à l'automne?

PROPRIÉTÉS. — Les *feuilles* seront utilisées en infusion et les *racines* en décoction; les propriétés seront les mêmes dans les affections de la peau et pour exciter les fonctions de l'estomac — décoction de la racine avec le Chiendent et la Réglisse, la tisane commune.

Avant l'emploi des eaux de Vichy dont on se fait une nécessité, les affections du foie n'avaient pas de meilleur remède.

On s'impose volontiers, avec une ferme confiance, au printemps, *la salade* de jeunes feuilles de Chicorée, comme un excellent dépuratif — on mange encore en hiver les feuilles étiolées de la Chicorée, sous le nom de *Barbe de Capucin.*

La racine de Chicorée torréfiée qui est l'objet d'une industrie considérable n'arrivera jamais à déplanter le Café des Iles, mais elle se perpétuera pour le plus grand désespoir des amateurs du pur Café ; c'est avec bonheur et dans un but d'économie que la ménagère mélange les deux poudres pour la confection de cette boisson quotidienne.

Le Chiendent.

Cette plante se multiplie dans les champs et dans les vignes, et si l'on a négligé de la détruire, elle y devient le fléau du cultivateur en faisant le plus grand tort aux récoltes. La pioche seulement peut supprimer le Chiendent, car la charrue ne l'extirpe qu'imparfaitement ; mais ce qui affirme sa rusticité et l'énorme facilité qu'il a de se propager : c'est que, ses tiges souterraines étant brisées, donnent à chaque nœud de nouvelles plantes qui, en deux années, peuvent recouvrir plusieurs toises de terrain ; aussi dit-on : *Croître comme Chiendent.*

Cette graminée rampante, rongeante, si vivace, est encore le désespoir des jardiniers ; mais à quelque chose malheur est bon, puisqu'elle est employée en médecine.

PROPRIÉTÉS. — *Cette racine* traçante donne une décoction rafraîchissante, banale si vous voulez ; et, si ce satané Chiendent dont vous suspectez les vertus dans les affections aiguës, n'entrait pas dans votre tisane commune, que deviendriez-vous ? — Nous n'a-vons pas l'intention de vous le suspendre, nous venons au contraire vous formuler des doses pour votre affec-tionné breuvage diurétique qui va de pair avec l'eau panée — 15 grammes en décocté dans un litre et demi d'eau jusqu'à réduction d'un litre ; en prendre cette dose par jour sans témérité.

Il faudra choisir pour l'hiver les racines les plus grosses, les plus nourries.

Quelques fermières adroites et intelligentes font, avec ses racines si communes, des *brosses* qui servent dans une foule d'occasions à la ville comme à la cam-pagne.

La grande Ciguë, ou Ciguë tachetée.

Par quelle volonté, à cause de quoi, et pour quelle nécessité, la *grande Ciguë* — comme toutes les plantes narcotiques — croît-elle si vigoureusement, si copieu-sement et si près des habitations ? D'où vient cette sympathie pour les vivants, quand on est une cause de mort menaçante de tous les instants ?

Je me suis chargé de rester dans mon rôle. Cette belle et hâtive végétation de 1 à 2 mètres, que l'on regarde d'un si mauvais œil depuis l'emploi qu'en

faisait l'Aréopage d'Athènes, doit effectivement ins-
pirer de la défiance ; son odeur vireuse, nauséeuse,
ses grandes feuilles d'une teinte vert livide, fièrement
appuyées sur une tige fistuleuse, maculée d'un rouge
terne, est déjà l'indice assuré de ses qualités délétères
— un vieil auteur a dit : *que son odeur est pesante,
fascheuse et puante.*

PROPRIÉTÉS. — Laissez au médecin le maniement de
cette ombellifère bisannuelle, vénéneuse, si bizarre dans
ses effets toxiques, puisqu'elle tue l'oie et nourrit l'é-
tourneau ; on aurait pu s'abstenir d'en parler, si le
cataplasme *de feuilles* de Ciguë véritablement réso-
lutif, fondant, n'était pas si populaire ; on doit le faire
de feuilles cuites et mises entre deux linges ou d'une
décoction des feuilles que l'on épaissit avec de la
farine de lin ou du son de froment.

La petite Ciguë qu'on appelle aussi *Faux-Persil*,
végète abondamment dans presque tous les carrés de
votre potager ; la cuisinière ne devra pas la confondre
avec le Persil, sans de grands inconvénients ! — Elle
est de petite taille, son feuillage est vert noirâtre, son
odeur est désagréable quand on la presse entre les
doigts, sa tige est rougeâtre inférieurement. — Eau
vinaigrée et suc de citron dans les accidents produits
par une méprise.

Le Cochléaria officinal.

Il existe pour les végétaux des singularités quant aux endroits qu'ils affectionnent : le *Cochléaria*, cette plante des bords de la mer, pousse vigoureusement, quelque soit la place, sans redouter les gelées ; mais on le rencontre toujours d'une belle venue lorsqu'il est en liberté, lorsqu'il se trouve, par exemple, dans les pavés d'une cour un peu humide ; dans ces conditions, *ses feuilles* épaisses, succulentes, d'un vert clair, en forme de cuillère — d'où lui vient son nom — invitent à s'en servir, car ses propriétés disparaissent avec la dessication.

On risque peu d'en manquer au jardin ; il est bisannuel et se ressème de lui-même.

PROPRIÉTÉS. — *Toute la plante* est antiscorbutique, et c'est un des plus puissants de ce genre.

Malgré sa saveur âcre et piquante, on en mâchera avec avantage quelques feuilles dans la journée, pour consolider les gencives faibles, lorsque les dents se déchaussent.

Vous préparerez avec la plante entière un *vin antiscorbutique* que vous donnerez aux enfants faibles et dont le sang a besoin d'être dépuré : mettez dans un bocal, 2 litres de vin blanc généreux, 180 grammes de feuilles fraîches de Cochléaria, demi-poignée de Cresson, quelques racines de Raifort ; laissez macérer

8 jours et passez — un verre à bordeaux le matin et le soir, une demi-heure avant les repas.

Une macération de 8 jours de feuilles de Cochléaria dans de l'eau-de-vie ordinaire, que l'on nommera *esprit de Cochléaria*, devra servir efficacement pour gargariser, déterger et raffermir la bouche, les gencives dans une affection assez commune que vous appelez le scorbut.

Le Raifort ou *Cochléaria de Bretagne*, le *grand Raifort, Raifort des moines* croît splendidement, dans quelque coin du potager de tous les châteaux ; on l'utilise, à la mode allemande, selon la volonté du châtelain, qui le mange râpé avec les rôtis — il possède toutes les propriétés du Cochléaria officinal pour les soins de la bouche.

Le Cognassier.

Le Cognassier, d'autres et des plus savants, disent le *Coignassier,* les anciens disaient le *Coignier.* — Qu'est-ce que cela peut nous faire, à nous qui cherchons simplement l'utilité des plantes ?

Je ferai remarquer que pour un arbre dont les anciens avaient consacré le fruit à Vénus et qu'ils regardaient comme l'emblême de l'Amour — quoique nous classions aujourd'hui son fruit parmi les fruits rafraîchissants — que cet arbre est généralement mal placé au verger ; le dernier coin, un coin ignoble, dans le chétif terrain, est assez pour lui. Encore, si on le laissait toujours se pencher sur le ruisseau ! — Ce dédain lui vient-il de sa mauvaise tournure ? car, malgré qu'il soit une rosacée et qu'il tire son origine de la Crète, il n'en est pas moins tortueux, mal construit ; le voilà au physique.

PROPRIÉTÉS. — Les produits qu'il donne à la médecine et à l'économie domestique sont variés.

Vous préparerez avec ce fruit assez volumineux, duveteux, piriforme, turbiné, odorant et jaune doré à la maturité, toujours acide : le *sirop de Coings*, d'une confection facile : râpez quelques Coings, afin d'obtenir à la presse 1 litre de suc dans lequel vous ferez fondre 1.900 grammes de sucre ; vous passerez le tout sur une étoffe de laine — le mettre en bouteilles et le descendre à la cave. — Ce sirop astringent, acidulé, édulcorera agréablement et à votre volonté une tisane de Riz ou de gomme arabique, contre la diarrhée des jeunes enfants.

On conservera encore le *suc de Coings* par la méthode d'Appert, afin de n'en pas manquer dans les années où le fruit est rare.

Les Coings coupés en quartiers et séchés au four peuvent se conserver plusieurs années ; on devra en faire de la tisane par décoction pour remplacer le sirop de Coings.

La gelée de Coings est moitié friandise et moitié nécessité médicale ; on l'emploie comme le sirop, et les malades ne refusent jamais de prendre cette délicieuse ration.

On confectionne avec les fruits mûrs une confiture grossière, économique, solide et d'une longue conservation qu'on a baptisée du nom de *Cotignac* ; le sucre ou le vin doux servent à sa préparation.

La Bandoline n'a-t-elle pas sa place sur la toilette des dames, elle fixe les chevelures dont certaines portions s'égareraient à l'aventure ? C'est avec *les semences* ou *les pépins de Coings* et quelques parfums qu'on la prépare.

Dans ces derniers temps, on a utilisé les fruits du *Cognassier du Japon*, charmant arbuste aux fruits parfumés ; on en a fait un ratafia qu'on dit assez bon (1).

La grande Consoude.

Si vous avez votre jardin ou votre verger près de la rivière, lorgnez le pré voisin qui est un peu ombragé par des saules et où l'eau déborde quelque fois, vous y verrez la *Consoude officinale*, une plante vivace, un mauvais fourrage de la prairie, toujours trop abondant ; elle le a port, les feuilles larges et râpeuses de la Bourrache ; si vous ne la reconnaissez à ce caractère et que vous soyez indécis encore, allez jusqu'à la racine qui

(1) C'est sans doute par modestie que l'auteur n'ose pas avouer la paternité du *Ratafia de Coings du Japon* récompensé dans plusieurs expositions et concours.   (*L'Éditeur.*)

est noire extérieurement, blanche et visqueuse intérieurement ; examinez aussi les fleurs de juin à juillet,
elles sont blanches et infundibuliformes, et si cette désignation démonstrative — peut-être un peu préten-
tieuse — ne vous effraie pas, vous aurez à coup-sûr
découvert le végétal que je vous indique pour l'avoir
sous la main en cas de besoin.

On écrivait, il y a un siècle et demi, probablement
parce qu'on l'avait observé, que sa graine ressemblait
à une tête de vipère, chose facile et curieuse à véri-
fier de nos jours.

Propriétés. — La *racine* en décoction, est mucilagineuse, pectorale ; en infusion elle est légèrement
astringente, 30 grammes, sous les deux formes, pour
un litre d'eau. — En été, la macération à l'eau froide,
pendant 12 heures est préférable ; elle aurait la pro-
propriété, dans les crachements de sang, de réunir,
conjoindre, consolider, restreindre, agglutiner, pa-
rait-il, les plaies internes ; aussi les vieux médecins
disaient-ils qu'elle était *incrassante*.

Je me souviens encore de quelles faveurs son infusion jouissait parmi les chefs de l'armée allemande de
1870 ; les écorchures chez les chevaux n'avaient pas
de meilleur remède ; l'*Aqua Symphiti* de la médecine
d'Hahnemann était aussi une panacée pour l'homme et
les bêtes de ce pays-là.

Le Coquelicot.

Si, quand nous sommes à la campagne, au joli mois de mai, au milieu de luxuriantes moissons, nous restons ravis à la vue de cette quantité de Coquelicots à la fleur d'un rouge éclatant, associé au Bluet et à l'Agrostème des blés qui émaillent les champs ; je vous le dis, en vérité, notre admiration, notre ébahissement avec ébaudissement n'est pas partagé par l'agriculteur qui voit d'un œil marri et beaucoup moins satisfait, cette profusion d'une plante inutile, encombrante dans ses emblaves. En face de cette prodigalité de la nature, qui n'a pas sa raison d'être — puisqu'il *croist de luy-mesme emmi les champs* — je vous engage d'en profiter pour les rhumes actuels et futurs ; ce conseil urgent noté, n'empêchera pas de composer, séance tenante, le délicieux et simple bouquet des champs, de la délicate association des graminées, du Lychnide des moissons, du Bluet, et du Coquelicot brochant sur le tout.

PROPRIÉTÉS. — Les larges pétales caducs de ce végétal, au suc laiteux, d'une odeur nauséabonde de papavéracée, sont de nature pectorale, adoucissante, légèrement calmante en infusion. N'aurez-vous pas une certaine répugnance à boire ce breuvage si rouge qu'il ressemble à du vin ? Si seulement il en avait le goût....! — le moyen d'avoir à la place, une tisane *appétissante,* d'une couleur ambrée, plaisante à l'œil et meilleure à la bouche : c'est de mêler à la fleur du Coquelicot, les fleurs du Bouillon blanc, Mauve, Tussilage et Violette, un mélange de fleurs pectorales.

La dessication des fleurs du Coquelicot, n'est pas des plus faciles, en raison de son eau de végétation qui est abondante ; elle demande beaucoup de surface au grenier, au séchoir, sans quoi, les pétales s'agglomèrent les uns aux autres — il faut profiter encore d'une journée chaude pour la cueillette.

Le Cresson.

Nous cueillions, naguère encore, notre Cresson sur le domaine d'autrui, c'était le droit de chacun ou chacun en prenait le droit ; mais aujourd'hui, que nous n'avons pas encore de Cressonnières, il en faudra créer dans des propriétés closes, sans quoi on devra dire un éternel adieu, renoncer à tout jamais au Cresson :

> « Au Cresson de fontaine,
> « La santé du corps. »

Cette plante aquatique, aux rameaux herbacés, s'enracinant aisément, hier si commune, devient de plus en plus difficile à rencontrer à présent ; le pillage au Cresson qui s'exerce sur une haute échelle, le long de nos petits cours d'eau limpide, la proximité des grandes villes qu'il faut approvisionner, en sont la cause ; si seulement, ces larcins s'accomplissaient dans des

intérêts de conservation, avec précaution, pour pou-
voir y revenir une autre fois ? — Au contraire, on en-
lève brutalement, on procède le râteau à la main, on
extirpe de fond en comble feuilles, tiges et racines,
une véritable destruction.

Ne le confondez pas avec la *Berle*, toujours sa plus
proche voisine, dont la saveur est nulle, tandis que
celle de notre Cresson est vive et piquante ; notre
herbière nous le donne quelquefois de compagnie
avec sept ou huit herbes différentes, depuis la *Lentille
d'eau*, jusqu'à la *Phellandrie !*.... un soupçon de
poison !.

PROPRIÉTÉS. — Toute la plante est dépurative, elle
contenait déjà du *soufre* d'où lui venait sa plus grande
valeur ; mais voilà qu'elle renferme de l'*iode !!* — Effets signalés dans les affections de la peau anciennes
et toujours rebelles — propriétés exaltées : il répare
les poumons en partie ulcérés.

C'est un masticatoire odontalgique.

Suc de Cresson pour laver, monder, étuver les ulcères et les dartres — suc dépuratif de Cresson au
printemps, il est *obtondant*, assure un vieux médecin,
c'est-à-dire qu'il corrige l'acrimonie des humeurs.

Cresson au beurre, Cresson en salade, Cresson au
jus, *il est fort excellent sous un chapon, dit l'abbé Furetière,* mais je ne veux pas ouvrir davantage le cha-
pitre du Cresson-Condiment.

La Digitale pourprée.

La Digitale pourprée est incontestablement une herbe médicinale de premier ordre, elle n'en est pas moins vénéneuse, ce qui n'empêche pas davantage sa culture au jardin ou elle se perpétue par ses graines très-fines et très-nombreuses ; de cette façon, elle nous épargne le soin de la propager ; de juin en juillet, elle trône sur le parterre par sa taille d'abord d'un mètre et par ses abondantes et charmantes fleurs roses ou blanches élégamment tachetées, en épis unilatéraux ; c'est, certainement, un ornement remarquable et des plus brillants à cette époque où une infinité de fleurs s'épanouissent.

PROPRIÉTÉS. — Si nous avions à nous occuper de l'action sédative *des feuilles* de la Digitale pourprée dans les rudes et fréquentes affections du cœur, nous aurions trop à dire ; elles demandent dans leur emploi tant de circonspection, de prudence ! — C'est la plante aux effets héroïques qui briseraient, comme verre, une existence quelque soit sa forte constitution.

— Le médecin seul en aura donc l'administration ? Voulez-vous en essayer la valeur ? — Une feuille blanchâtre, seulement, de cette jolie plante bisannuelle, en infusion, pour la journée, dans un demi-litre d'eau bouillante afin de tempérer les violentes palpitations du cœur — pour activer le cours des urines — un cataplasme de feuilles de Digitale dans les retentions d'urine est efficace.

La Douce-Amère.

La Douce-Amère, cette morelle grimpante, est un arbuste sarmenteux qui égaie singulièrement les bords des ruisseaux où elle prend d'affection une ample place et dont elle baise l'onde qui s'enfuit ; assez souvent aussi, elle s'implante aux cœurs creux des vieux saules d'où pendent ses tiges grêles qui se terminent par un bouquet ou thyrse de fleurs en rosettes violacées, de juin à septembre, auxquelles succèdent une grappe de fruits ovales rouge-corail ; ce signalement lui assigne aussitôt un endroit près de l'habitation, pour enjoliver des fontaines, des lieux humides, des tiges dégarnies de certains arbres.

PROPRIÉTÉS. — L'odeur des feuilles est nauséeuse en les froissant, les tiges sont d'abord amères à la bouche et ce n'est qu'en les mâchant qu'on en extrait un principe douceâtre qui n'est pas désagréable — se défier des baies ou fruits rouges.

Les tiges fragiles qui se balancent aux vents, fendues et coupées donnent, à la dose de 15 à 30 gramm. par litre d'eau, en décoction, une tisane sudorifique, dépurative dans les affections de la peau, les rhumatismes. — En faire la récolte en octobre, tout l'hiver ; laisser sécher au grenier.

4

Les feuilles, qui sont abondantes, étant cuites, serviront en cataplasmes contre les douleurs rhumatismales.

Le Fenouil.

Qui n'a pas entendu parler du *Fenou ?* Cette désignation est ainsi dite par corruption du mot Fenouil qui est le nom vrai.

Le Fenouil est une ombellifère rustique, de la hauteur d'un homme, pas toujours constant au jardin qu'il envahit souvent beaucoup trop ; ne le trouve-t-on pas aussi errant aux environs des cultures où il s'accomode plus volontiers des terrains pierreux ? Quel que soit le sol où il s'est enraciné, ses racines charnues et profondes défient presque le hoyau.

On s'attache à ce végétal pour plus d'une cause, déjà il est ornemental, à mon avis ; dans un massif au centre surtout, il n'est pas à dédaigner ; n'a-t-il pas son feuillage délié, élégant, ou, pour parler la science, des segments capillaires sur une tige d'un mètre, que surmontent des ombelles de fleurs jaunes ? — Maintenant, son côté utile : c'est qu'au printemps, *ses feuilles tendres* peuvent servir comme fourniture dans les salades d'herbes indigestes, le palais et l'estomac y trouveraient des avantages ; ce mode polonais, que j'essaie depuis plusieurs années, sera généralement goûté, j'en ai la certitude.

PROPRIÉTÉS. — Les *racines* que vous récolterez en

automne sont presque inodores, elles passent pour apéritives, diurétiques — 15 à 20 grammes pour un litre d'eau en décoction.

Les *semences*, *graines* ou *séminoïdes de Fenouil*, que l'on confondra sans danger avec les séminoïdes d'Anis que vous chercheriez en vain dans votre jardin, calmeront les coliques, activeront les digestions lentes en évacuant les flatuosités, c'est pour cela qu'on les range parmi les *semences carminatives* — une pincée en infusion pour une tasse à thé d'eau bouillante.

Le ratafia de Fenouil, auquel on aura recours plus d'une fois après un excellent repas, pour aider les fonctions de l'estomac, se composera selon la recette suivante : — On brisera 30 grammes de graines séches de Fenouil, entre deux papiers, à l'aide d'un marteau, on les ajoutera à deux litres d'eau-de-vie du commerce, l'infusion alcoolique durera 8 jours, alors on y ajoutera 500 grammes de sucre que l'on aura fait fondre dans 250 grammes d'eau — on filtrera.

On fera un agréable *rince-bouche*, favorable pour les dents, avec 45 grammes de semences de Fenouil concassées pour un litre d'eau-de-vie.

Le Fraisier commun.

Je lui reconnais de suite un mérite marquant : celui de dessiner uniformément, simplement encore, sans demander de grands préparatifs, les longues allées du

potager. De La Quintinie, sous le grand roi, s'en servait déjà ; et malgré le buis et tant d'autres plantes
de bordures, on a pour lui des préférences à cause de
son double rôle, d'être utile et agréable.

Devrais-je le passer sous silence ce modeste Fraisier
parce qu'il est commun ? — Il n'en donne pas moins
un fruit aristocratique, à l'odeur suave, au goût délicieux, vous ne lui reprochez, malgré son abondance
de fruits, qu'une trop courte durée ; mais, avec un
peu de soin, quelques peines, le Fraisier des 4 saisons,
la Fraise si colorée des Alpes continuera une récolte
sinon très-copieuse, du moins assurée.

Vos carrés de Fraisiers auxquels vous ne donnerez
pas une terre trop substantielle, devront être placés de
façon à avoir l'ombre deux ou trois heures par jour,
pour éviter de les voir se déssécher trop vite, malgré
les arrosages du soir et du matin.

Propriétés. — En parlant de la partie médicale du
Fraisier, nous débutons par les vertus de la Fraise
sur lesquelles on est peu d'accord : c'est, dit celui-ci :
un fruit froid ; aussi, vous le mangerez baigné dans
le vin blanc sans oublier un *sentiment* de kirsch sur le
tout ; celui-là est plein de défiance à l'endroit de ce
fruit si parfumé, il est stimulant pour lui, et si chaud,
qu'il en est aphrodisiaque !! mangez-le alors à la crême,
sautez-le dans la poudre de sucre seulement. On
avait écrit quelle possédait de grandes qualités dans
les maladies aiguës, qu'elle guérissait la goutte...!!

On cite toujours le grand botaniste d'Upsal, Linnée, qui, après en avoir mangé abondamment, aurait été guéri.

La racine est astringente, en décoction, 30 grammes pour un litre d'eau.

Les feuilles peuvent remplacer la Ronce pour les gargarismes.

Quelques personnes, de mauvais goût, se servent *des feuilles* de cette rosacée au lieu de thé.

Confiture exquise de Fraises et de Framboises mélangées.

Le Framboisier.

Ainsi que vous le remarquez, nous ne sortons presque pas du jardin, du parterre ou du verger ; c'est que nous trouvons là, matière à notre entretien.

C'est encore dans un coin du jardin ou du verger, contre les hatitations, que nous cultivons le Framboisier, un arbuste épineux qui nous viendrait, dit-on, du mont Ida, et que nous revoyons tous les ans avec un nouveau plaisir. — Nous observerons cependant, d'après son origine élevée, que de cette montagne de l'Asie-Mineure où il dominait la ville de Troie qui était à ses pieds, pour venir ensuite, et le plus souvent se faire caser dans l'endroit le plus négligé de nos potagers, nous trouvons que le passage est brusque ; telle a été, pourtant, la destinée du Framboisier ; mais voilà qu'on le recommande un peu, on demande pour lui, et dans un but intéressé, beaucoup moins d'ombre et un peu plus de soleil pour la plus grande qualité de ses fruits.

PROPRIÉTÉS. — Nous avons au choix *les fruits* rouges et les fruits jaunes, les fruits jaunes sont moins acides et sont préférés pour la table.

Ses carpels nombreux unis en un capitule presque sphérique — ce qui se traduit par le mot fruit — sont d'une délicieuse saveur, et un viel auteur de matière médicale ajoute : *d'une odeur réjouissante, merveilleuse, et donnant bonne bouche ;* puis il termine en vantant *les hypocras* parfumés et framboisés de son temps.

On tire un parti très-avantageux de ses fruits, l'office et la médecine s'en partagent les produits.

Les sirops de Framboises, de vinaigre Framboisé, des trois fruits, tous sirops acides, rafraîchissants, sont à la fois utiles dans les maladies et pour les fines bouches ; les gelées de Framboises, de Fraises et de Framboises auront les mêmes emplois.

Les Framboises conservées par la méthode *d'Appert* rendront des services marqués en hiver.

Les feuilles du Framboisier ont les mêmes propriétés que la Ronce pour gargarisme — Un abbé médicastre, mon voisin, en met partout, sans accidents aucuns.

J'ai bien envie de vous indiquer une contrefaçon du *Marasquin de Zara,* afin que vous puissiez utiliser vos Framboises : mettez des Framboises rouges et jaunes, en grande quantité, dans 3 litres d'eau-de-vie ;

après 15 jours de macération, exprimez la plus grande quantité de jus à la presse, si cela est possible ; ajoutez 200 grammes de sucre par litre, et de 6 à 12 petits verres de *kirsch* pour le tout — filtrez au papier cette liqueur d'un goût et d'un parfum exquis qui gagne en vieillissant.

La Fumeterre.

La Fumeterre officinale et plusieurs de ses variétés que nous confondons, sans le moindre inconvénient, poussent vigoureusement au printemps dans les planches de vos légumes, où elles deviennent gênantes, où elles étouffent les semis ; elles aiment encore les champs cultivés.

Ce sont des plantes à tiges rameuses, débiles, à feuilles ténues, découpées, glauques, à petites fleurs purpurines ou blanches, elles sont inodores, amarescentes, quand on les brise en les cueillant, elles laissent aux doigts qu'elles tachent, une odeur de Pavot.

Propriétés. — Vous profiterez de l'abondance de ce végétal si nuisible au jardinage, pour en faire une petite provision — l'infusion à la dose de 3 tasses par jour, est un dépuratif du sang, à la condition qu'on mettra un peu de persévérance dans le traitement — 15 grammes pour un litre d'eau bouillante.

On a fait l'éloge de la Fumeterre sur tous les tons, elle a servi dans toutes les maladies ; aujourd'hui encore, à la campagne, qui ne connaît pas *la soupe en vin, la trempée*, voilà ses noms vulgaires?

Elle était surtout employée dans la vieille médecine, pendant le mois de mai ; mélangée à d'autres plantes amères, elle constituait *le suc ou jus d'herbes*, pour toutes les affections dartreuses.

La Germandrée, Petit-Chêne.

Parmi toutes les Germandrées, nous donnons la préférence à celle-ci ; *l'Ivette, la Botride, le Scordium* étant surannés ; mais *le Petit-Chêne*…. Petit-Chêne ! Quelle singulière similitude avec notre Chêne altier, l'arbre de Jupiter, le représentant de la force ! — Notre humble Petit-Chêne, à nous, dont nous allons montrer et nombrer les qualités tout à l'heure, a d'abord son nom qui a bravé les temps, ce qui constate déjà une certaine valeur.

La nature a été pour lui, comme pour d'autres plantes, elle l'a prodigué ici, à tel point que le sol en est couvert, dans des localités incultes, pierreuses, montagneuses ; là, sur un terrain fertile, il n'est pas même une rareté, il n'en existe pas une seule trochée ; mais ses fleurs purpurines, sa taille basse, ses feuilles assez souvent persistantes pendant l'hiver ont attiré l'attention et l'ont fait planter pour les bordures de nos grands jardins où il plaît toujours ; c'est là aussi que vous ferez provision de sommités fleuries pour vos besoins.

Propriétés. — Les auteurs avec plus ou moins de raisons, donnent la Germandrée, Petit-Chêne, comme sudorifique, tonique, emménagogue, fébrifuge, vermifuge, incisif.

En résumé : c'est un excitant amer, tonique, fébrifuge, car ne l'a-t-on pas surnommée *Chasse-fièvre ?* — 20 grammes en infusion dans un litre d'eau, une tasse avant les repas.

Le Houblon.

Je ne sais pas si vous partagerez ma satisfaction ? Mais, je ne vois jamais le Houblon appendu aux jeunes arbres de nos bois, sans éprouver le désir de le faire transporter au jardin pour garnir un berceau, pour en faire une *perchée ;* ses volubiles rameaux se penchent si gracieusement de tous les côtés ! — On dit qu'au jardin, aucune plante herbacée ne plonge ses racines et ne les étend davantage ; il est difficile de s'en priver ensuite, en raison de leur nature ligneuses, devenant difficilement attaquables à la bêche. Enfin on se reprocherait de l'avoir amené au milieu des cultures où il épuiserait complétement le sol ; puis, laissez-lui prendre un pied, il en aura bientôt quatre.

On le laissera au bois, sur le bord de l'eau, cet envahisseur de terrain, c'est là que vous irez chercher *ses cônes herbacés* qui répandent une odeur pénétrante se rapprochant de celle du chanvre.

Nous n'avons pas à vous parler *des houblonnières de l'Allemagne,* n'avons-nous pas aussi nos *houblonnières françaises ?* — Que direz-vous des jeunes pousses du Houblon que l'on mange à la façon des turions d'Asperges ?

PROPRIÉTÉS. — Il est peu de plantes qui réalisent mieux le proverbe : *Amer à la bouche et bon au corps ;* en effet, ses cônes sont efficacement amers et aromatiques — son infusion, qu'on prendra avec moins de répugnance dans le vin, aux repas, est tonique, excitante, dépurative, favorable aux enfants délicats et scrofuleux — 10 à 15 grammes dans un litre d'eau — En été une macération de 12 heures dans l'eau froide sera préférable.

Les racines, selon vous, qui ne sont en réalité que des tiges souterraines jouissent des mêmes propriétés que les cônes, et sont rarement employées.

Un jour qu'on s'était enjoué du Houblon, on en avait conseillé des oreillers contre les insomnies et l'on disait alors que ce végétal était hypnotique.

La bière dont l'usage est presque général est-elle convenable pour tous les estomacs ? — Question vaste, difficile à discuter — et pourquoi vouloir aller contre vents et marées ? — Coupée avec de l'eau, dans le cours de la journée, à la dose de quelques verres, elle peut remplacer la tisane de Houblon.

L'Hyssope.

L'Hyssope dont nous voulons vous faire utiliser les vertus, est un petit arbuste aromatique de vieille réputation, assez répandu ; on le faisait remonter à Salomon qui connaissait tout : *depuis l'Hyssope jusqu'au Cèdre de Liban ;* mais on vient de s'apercevoir, que pour cette vaniteuse et belle image de la bible, que l'Hyssope dont il est parlé était une simple mousse qui signifiait que le sage roi savait les plus petites choses comme les plus grandes ; c'est dix siècles après, en se reportant à Dioscorides, que les renseignements sont plus certains, notre plante médicale est dans tout son jour : « *A la fleur d'un espi, de couleur céleste.* »

Cette herbe sacrée des Hébreux que l'on rencontre en grosses touffes dans les jardins, aurait besoin d'être soumise à une certaine régularité ; étant de culture facile encore : 1° par les graines semées en mars, 2° par les boutures faites en été, 3° par les éclats de pieds en automne ou au printemps. Après l'avoir propagée ainsi, on la mettra en bordure au second plan des massifs, où ses fleurs bleues violacées, en juin et juillet, attireront les regards.

PROPRIÉTÉS. — Maintenant que nous sommes persuadés que notre labiée aromatique aura toute votre sollicitude, nous vous engageons à récolter *les feuilles et les fleurs,* avec le soin de les dessécher à l'ombre, et d'en placer ensuite le produit dans une boîte fermée — infusion théiforme d'une pincée pour une tasse d'eau bouillantè, quelques tasses par jour comme incisif, stimulant, pectoral.

On retrouve l'Hyssope dans les *espèces vulnéraires* et dans les *espèces aromatiques*.

La Jusquiame noire.

Il faudrait la détruire avant son entière croissance, écrivent les pessimistes ? — *Morte la bête, mort le venin.* — Car c'est ainsi que s'expriment certains auteurs : *Aucune plante n'a une influence plus nuisible sur l'air* — l'odeur seule suffit pour causer la stupeur. Le premier coup était porté, on ne pouvait plus tarir sur ses inconvénients : on prenait ses racines pour des Panais, ses feuilles pour de la Chicorée, et la kyrielle des accidents qui s'en suivaient, ajoutaient toujours du noir au tableau.

J'allais pourtant vous engager, par curiosité, à porter toute votre attention sur l'ensemble de cette plante vénéneuse qui recherche les cimetières, les terrains fraîchement remués et toujours rapprochés des habitations où elle est quelquefois très-commune ou très-rare,

Vous la reconnaîtrez à son aspect triste ; ses fleurs livides tournées toutes du même côté sont jaune pâle, veinées, de pourpre noirâtre; ses feuilles velues, un peu glutineuses, ont une odeur forte et puante ou vireuse tabacée, son entier n'inspire que de la défiance ; mais j'omettais un caractère singulier dans son inflorescence : vous remarquerez que ses graines nombreuses sont logées dans une espèce de *boîte à savonnettes* ou bien mieux, une petite *marmite coiffée d'un opercule* qui sera — si cela vous complaît — *une pixide.*

Maintenant, qui serait assez téméraire pour employer à l'intérieur cet affreux végétal, ce narcotique, ce digne pendant de la Belladone ? — Elien, en 222 de J.-C., dans son histoire des animaux, raconte ses effets convulsifs, effrayants sur des sangliers qui en avaient mangé les graines.

PROPRIÉTÉS. — En médecine, son action est rarement douteuse, et peu nous importe ! — On peut, de son chef, préparer un cataplasme avec les feuilles trèscuites de la Jusquiame noire pour calmer des rhumatismes ; son application, comme fomentation, sur la poitrine dans les toux nerveuses, est un sédatif qu'il faudra répéter.

La Lavande officinale.

On voit disparaître insensiblement ce petit arbuste de nos jardins, où il y a 50 ans il était nécessaire ; on tenait à la bordure de Lavande malgré sa taille un peu élevée. Elle ne brillait certainement pas par son feuillage grisâtre, peu gai, sur des tiges multipliées et

raides; ses épis nombreux de fleurs violet-clair la ra-
chetaient un peu ; mais on se l'attachait par son odeur
forte, camphrée et pourtant suave, et, l'on disait alors :
elle sent bon, et on la mettait pour cela dans le linge
pour le parfumer. Donc, elle entrait en plein dans les
usages de la maison, comme nous allons voir qu'elle
s'y est implantée de renouveau pour la toilette des
dames : la Lavande n'est-elle pas l'espoir du sachet,
le parfum recommandé de l'armoire au linge, le pré-
servatif contre les mites ; j'en ai vu et senti jusque
dans les water-closets — application qui va de soi —
je vous dois une recette du sachet très-odoriférant :
beaucoup de fleurs de *Lavande,* de la poudre d'*Iris* à
votre volonté, des feuilles de *Géranium à la rose,* quelques feuilles seulement de *Verveine odorante,* renfermer
le tout dans un petit sac de mousseline.

Ne croyez pas que vous avez la priorité dans l'emploi de la Lavande ? Les Romains ont été nos maîtres,
ils en usaient dans leurs bains et c'est de là quelle a
emprunté son nom.

Propriétés. — Les fleurs de cette labiée ont une
vogue assurée et populaire sous différentes formes. —
Dans les chutes, pour toutes les contusions, pour les
coupures, c'est de l'eau-de-vie de Lavande qu'on réclame et qui guérira ; et cette panacée si courue est
bonnement une infusion de notre fleur, sans compte,
ni mesure, dans l'eau-de-vie : dans une syncope, on
vous en fera respirer, on vous en lavera la tête.

Composons une eau de toilette, un cosmétique pour lotionner la peau, le visage : 60 grammes de fleurs fraîches ou sèches en macération, pendant 15 jours dans un litre d'eau-de-vie, donneront une *eau de Lavande* économique. Elle fera tort aux adroits inventeurs qui font fortune aux dépens d'une multitude de badauds, au nombre desquels vous ne devez pas compter.

Voulez-vous faire d'une pierre deux coups : quelques gouttes de ce dernier liquide dans un demi verre d'eau sucrée, vous servira à propos, comme vulnéraire, à la suite d'une chute.

Le Lierre terrestre.

Ne pas confondre, ce qui est arrivé plus de cent fois, cette plante herbacée avec le Lierre grimpant dont les tiges sont ligneuses, les feuilles épaisses, luisantes et que les anciens dénommaient *plante reptile,* parce quelle s'attache et tapisse les murailles et les troncs des arbres.

Le Lierre terrestre est tout uniment la *Rondelotte* ou *Rondelette,* qu'un savant appellerait magnifiquement le *Glécome hédéracé* ; il compose presque à lui seul la pelouse entière du verger un peu frais ; dans les prés humides il est toujours abondant ; ses feuilles sont réniformes. Ses fleurs violettes sont axillaires et fleurissent dès le mois de mars ; à votre passage, le pied qui le froisse, accuse sa présence, car son odeur est vivement aromatique, similitude médicale pour toutes les labiées.

PROPRIÉTÉS. — La plante entière douée de cette odeur forte qu'elle doit au camphre et d'où lui vient tous ses avantages, sera desséchée à l'ombre, et, il est de toute urgence de la renouveler souvent, car, sitôt que son odeur manque, en la froissant, elle doit être rejetée. — On la recommande, on la signale même, comme un remède souverain dans la toux, l'oppression, le catarrhe pulmonaire — 15 grammes pour 1.000 grammes d'eau, en infusion — elle est béchique, incisive, expectorante, ne satisfaisant pas toujours le goût à cause de sa saveur aromatique et amère.

Le Marrube blanc.

Certaines plantes de bonne valeur sont mises de côté, on ne sait pourquoi? — Est-ce en raison de la parité de leurs propriétés avec d'autres? peut-être. — J'ose — et c'est à bon droit — remettre en évidence le Marrube blanc qui garde le bord des chemins où il se mêle généralement au Marrube noir, autrement dit *la Ballotte puante*. Il lui faut aussi les pentes sèches, pierreuses où il ne se prodigue pas, puisque c'est à peine si on le connaît aujourd'hui ; il y a 100 ans pourtant, les auteurs disaient de lui : *le Marrube blanc est une des meilleures plantes médicinales de l'Europe. Je* le réhabilite donc : vous le reconnaîtrez à son ensemble entièrement couvert d'un duvet blanc très-ras, à fleurs blanches verticillées sur des tiges droites, à son odeur aromatique qui est son meilleur titre pour nous l'attacher dorénavant.

PROPRIÉTÉS. — La plante entière est un excellent stimulant, stomachique ; j'allais dire anti-hystérique, qui, pour une épithète singulière, n'en est pas moins une des propriétés vraies de notre plante ; les mères peuvent en donner des infusions théiformes à leurs filles — 1 pincée deux ou trois fois par jour dans 125 grammes d'eau.

Quelques sensés médicastres le font infuser 4 ou 5 jours dans le vin blanc : 30 grammes pour faire un litre de vin tonique, amer, stimulant, qu'on prendra à la dose de deux verres à bordeaux par jour avant les repas.

La Mauve.

Il était écrit que la Mauve continuerait son rôle à l'humanité ; vous savez comme les anciens en raffolaient, quand ses feuilles étaient accommodées à la façon de nos moelleux épinards, ils les tenaient comme très-digestifs et des plus agréables. — Qui de nos jours, en voudrait manger même sur la foi de Martial ? — Autre temps, autres goûts.

Vous ne compterez pas sur les cultures de la Mauve, qui se font en grand ; vous vous attacherez à ces plantes champêtres et vivaces que vous avez sous vos pas, qui bordent les chemins, qui couvrent les décombres sous les noms communs de *Fromageots* et de *Marnes ;* vous ne devez pas chercher longtemps, pour compléter votre provision ces jolies fleurs roses qui deviendront bleues quand elles seront séches ?

Propriétés. — C'est la plante la plus utile, le végétal émollient, adoucissant de tous les instants, et pour tous les cas, il se commande de lui-même, et l'on ne doit pas craindre d'en abuser.

Sès *fleurs* peuvent être employées seules ou mélangées à d'autres fleurs sous le nom *d'Espèces pectorales,* en infusions contre les rhumes et toutes les affections de la poitrine.

Ses *feuilles* ou mieux la *plante* entière en décoction a des usages nombreux, lotions, fomentations, cataplasmes, enfin remèdes de toutes sortes.

La petite Mauve croît dans les mêmes endroits que la Mauve officinale, on l'utilisera comme cette dernière — en recueillir pour les hivers rigoureux qui la font disparaître malgré sa rusticité.

Le Mélilot officinal.

Avant d'entrer en matière.... médicale, je demanderai au linguistique Napoléon Landais, où il a vu que le *Mélilot* avait aussi le nom de *Mirlilot* — est-ce du néologisme ? — C'est plutôt du barbarisme. — Tenons-nous-en à notre Mélilot officinal, et, si j'ai fait une sortie contre l'auteur du dictionnaire des dictionnaires, c'est que nous aimons cette légumineuse aux tiges et aux feuilles délicates, aux fleurs jaunes en grappes répandant une odeur benzoique qui est plus sensible encore après la dessication et que je conseillerai de mettre en sachet, puisque les anciens en faisaient aussi des guirlandes, des couronnes, des bouquets pour orner les temples.

Le laboureur trouve un revers à cette médaille, et jette feu et flamme contre cette vilaine herbe, ce trèfle batard qui météorise les moutons qui le mangent à l'état frais ; elle envahit, répéte-t-il, et menace de prendre la place du bon grain, dans les années humides surtout.

PROPRIÉTÉS. — Il faudra garder quelques poignées de fleurs de Mélilot ; quoi qu'on en dise, on sera aise de trouver cette réserve pendant l'hiver où les affections des yeux sont plus communes — l'infusion des fleurs passe pour un léger astringent en collyre.

Les fleurs sèches du Mélilot, en petites proportions, servent de bouquets très-agréables pour aromatiser certains vins blancs sucrés et alcooliques.

La Mélisse.

Il y a peu d'histoire de plantes aussi attrayante que celle de la Mélisse; si vous la suiviez à travers les siècles, vous remarqueriez tout l'intérêt qu'on déversait sur ses vertus : C'est Tragus qui la nomme la *Mélisse*

domestique, c'est la *feuille miellée* du botaniste Ray ;
Tournefort en fait la plante la plus utile du jardin et
lui donne la première place, enfin c'est son nom même
qui la pose comme la plante apicole par excellence
puisque les abeilles en sont avides.

Les épidémies du choléra qui sont venues fondre sur
nos populations, à différentes fois, ont nécessité son
utile emploi, et devront aussi éterniser sa culture et
en faire une obligation pour le jardin. — Pour tout
cela, que demandera-t-elle ? — Une toute petite place
dans un mauvais terrain où vous la multiplierez d'éclats
de pieds. Alors elle vous fournira de fortes touffes de
tiges carrées, feuillées et fleuries et surtout très-aro-
matiques, à odeur de citron, sur lesquelles les abeilles
aimeront à butiner.

PROPRIÉTÉS. — Dans l'économie domestique, que
ferait-on sans Mélisse ? — On y a recours dans une
foule de besoins — c'est un excitant général : son infusion théiforme sera donc stimulante, antispasmodique,
vulnéraire, digestive ; mais, vous récolterez cette
plante dans de bonnes conditions, c'est-à-dire au mo-
ment de la floraison, la mettant sécher à l'ombre pour
la serrer ensuite dans un paquet fermé.

Ne faut-il pas avoir chez soi de l'eau de Mélisse des
Carmes ? — Comme on croit bonnement ou benoite-
ment que les Carmes sont pour quelque chose dans cet
alcool parfumé.... Nous ne pouvons rien ôter de votre
confiance, nous ne pourrions qu'ajouter....; aussi, nous

nous hâtons de vous renvoyer au mot Basilic : là, nous avons formulé une recette pour une *eau spiritueuse* où la Mélisse domine, avec le moyen de s'en servir.

La Menthe poivrée.

C'est un dédale que le genre Menthe, car vos jardins, les champs, les bois, le bord de l'eau sont garnis de Menthes ; quel fil d'Ariane allons nous prendre pour rencontrer l'espèce que nous cherchons, c'est-à-dire la Menthe poivrée, d'origine anglaise, qui, sans anglomanie aucune, mérite tout le choix que nous en faisons ; c'est elle qui laisse aux doigts une senteur qu'on recherche, et à la bouche cette saveur piquante à laquelle succède une fraîcheur d'éther qu'on demanderait vainement à ses congénères. A ces caractères qui touchent l'odorat et le goût, les moyens suivants qui sont physiographiques, phytologiques, si vous le voulez, vous aideront à achever sa connaissance, ils sont spéciaux : Il n'est plus question de sa tige carrée qui est un caractère général du type, de son habitat qui est toujours le jardin où elle se trouve confondue avec des Menthes à odeur repoussante ; la nôtre aura ses épis en têtes, ses feuilles *pétiolées* ovales, dentées en scie, le tout d'un agréable parfum par le frottement.

PROPRIÉTÉS. — Vous devez une belle place au jardin à ce végétal indispensable, qui vient au secours d'une foule d'indispositions ; ses services aux diverses époques de choléra, où il a fait ses preuves, vous garantissent ses propriétés stimulantes — que de corps glacés il a réchauffé alors !! — Il aide les fonctions de l'estomac, il est carminatif aussi....

Une pincée pour un verre d'eau bouillante en infusion — c'est avec cette infusion chaude et forte qu'on administrera facilement l'*huile de ricin* — c'est l'un des composants essentiels du *vulnéraire* — toutes les variétés de Menthes peuvent faire partie de bonnes plantes aromatiques pour bains et fomentations.

En faisant infuser quelques branches fraîches et fleuries de Menthe poivrée dans un litre d'eau-de-vie, on fait une excellente liqueur, en y ajoutant encore : 250 grammes de sucre fondu dans 250 grammes d'eau ; on a ainsi un digestif puissant pour la fin du repas.

La Mercuriale annuelle.

A quoi nous servirait d'invoquer Pline et Dioscorides à propos de la Mercuriale ? — Ils ont raconté certainement de si singulières particularités sur notre plante, au point de vue médical, que nous vous intéresserions à coup-sûr en vous en instruisant ; mais jetons un voile là-dessus, parcequ'on ne peut pas tout dire, et encore moins l'écrire.

Qui ne connaît pas la Mercuriale et surtout l'annuelle dont l'odeur est nauséabonde au toucher ? Qui n'a pas entendu toutes les malédictions que lui adressent et lui adresseront toujours les braves jardiniers qui la retrouvent encore et partout ? Vous vous souvenez de son nom populaire qui peint si heureusement ses services éminemment recommandables ; n'est-ce pas *la foirole et foirode*, d'une fécondité et d'une végétation luxuriante ?

Les Grecs et les Romains la mangeaient à la mode de nos herbes potagères ; à nous, elle ne nous inspirerait que du dégoût.

Propriétés. — On le répète : elle est annuelle : c'est afin que vous fassiez en sorte de vous en approvisionner pour l'hiver : son emploi contre la constipapation si commune, comme laxatif, soulage toujours — la décoction se fait avec 40 à 60 grammes de la plante pour un litre d'eau ; y ajouter 250 grammes de *gros miel,* pour deux doses. — Cet antique moyen, d'une efficacité reconnue, n'est pas assez en usage ; on vient de lui préférer la *Podophylle,* nouveauté appuyée de la quatrième feuille des grands journaux. — A vous, la Mercuriale annuelle.... quand le besoin s'en fera sentir.

Le Navet.

Voilà ce que disait messire Antoine Furetière de cette utile crucifère du jardin et des champs, c'était aux environs de 1655 : « *Naveau, racine d'une plante dont on fait du potage et des assaisonnements et qui sert à nourrir le pauvre peuple ; il cause de grandes flatuosités.* » — A cela près — je vous le recommande chaudement, non pas, parceque, suivant encore notre vieil

académicien : *on en fait un excellent potage aux Na-*
vets avec un canard ; non plus, pour ses avantageuses
qualités agricoles de nourrir les bestiaux de ses feuilles
et de ses racines : nous ne parlerons pas même de ces
différentes recettes si choyées des fines bouches où le
Navet prend une première place, surtout quand on l'a
choisi dans certaines variétés préférables qui ont été
améliorées par une culture entendue ; il nous importe
préférablement de vous mettre en relief ses qualités
salutaires contre la maladie.

Propriétés. — C'est un remède béni, disait l'autre
jour, une brave dame qui avait beaucoup toussé et
qui était guérie ; *le sirop de Navet* disait une autre :
m'a adouci le larynx, j'ai l'expectoration plus facile.

On est convenu d'appeler sirop de Navet, la préparation suivante, à la portée de tout le monde : coupez
des Navets de Meaux ou « à collet rose » en rondelles, les
ranger dans une assiette creuse en saupoudrant chaque
couche de sucre, couvrez le tout, mettez à la cave ; les
Navets rendront un liquide, qui allié au sucre, procu-
rera un sirop peu épais, d'une forte odeur *hydrosul-*
furée (odeur d'œuf pourri) en prendre 6 à 10 cuillerées à soupe dons la journée. — C'est ainsi qu'on peut
entretenir chez soi une source d'*eau d'Enghien* ou toutes
les autres sources sulfureuses.

Le Noyer.

Vous êtes en face de l'un de nos plus beaux arbres

fruitiers qui, quoique venu de Perse et de Syrie, n'en a pas moins, dans l'est de la France, ses larges et majestueux embranchements ; ici, il est disséminé dans les champs, là, il forme de superbes avenues ; on se plaint un peu — beaucoup de ses empiétements, il couvre, dit-on, de ses branchages trop d'espace — rien ne peut plus croître sous son vaste abri — gardez‑vous encore de sommeiller à midi sous son ombrage ? On y attrape la mort ! — Pendant l'orage, il attire la foudre.... Voilà sur son historique des défaveurs accablantes ; mais secouez toutes ces dépréciations et usez plutôt d'un moyen nouveau, qui consiste à greffer une espèce de noix tardive à la place des espèces hâtives, afin d'avoir des récoltes de fruits assurées, malgré les gelées du printemps ; depuis plusieurs années celles-ci nous privent de ces fruits que réclame l'alimentation — les fabriques d'huile de noix n'expriment que le besoin de satisfaire les nombreux amateurs de cette huile d'un excellent goût.

Maintenant on ne tarirait pas sur ses grandes utilités dans les arts : — *Son bois* symétriquement veiné, *les excroissances, loupes* ou *nœuds* de sa tige, *le brou* ou *épicarpe* de ses fruits, le *Champignon* qui croît spécialement sur son écorce, seraient des sujets intéressants à développer.

Propriétés. — Nous usons encore de ses feuilles, à l'odeur térébenthacée, en infusion — 20.1000, elles sont dépuratives, toniques, anti-scrofuleuses. — Le rachitis s'était leurré d'une belle espérance à son endroit. — La décoction — 50.1000 — est d'usage fréquent pour lotions, fomentations, injections, pédiluves.

J'ai vu réussir le moyen suivant contre le tœnia ou verplat : vin de Malaga et bonne *huile de Noix fraîche* ou récemment faite, à parties égales, en prendre huit cuillerées à bouche par jour.

Aimez-vous *le brou de Noix ou le ratafia de brous de Noix ?* On le dit stomachique. — faites-le ainsi : Noix nouvellement nouées n° 30, Cannelle 1 gramme, eau-de-vie un litre, brisez les Noix tendres sous un maillet de bois, passez ; ajoutez 200 grammes de sucre — filtrez — cette liqueur cordiale gagne véritablement en qualité en vieillissant.

La Pariétaire.

N'a-t-on pas fait la flore des ruines ? — Quelques-unes de nos plantes médicinales y tiennent leurs places; au premier rang et en abondance, y figure la Pariétaire qui tapisse les murailles du château-fort depuis la base jusqu'au donjon, d'où elle a assisté aux premières rancunes de nos pères. C'est là qu'elle veut naître et croître, parce qu'elle y emprunte le *nitre* ou *salpêtre* qui fait toute sa vie, c'est de là encore qu'elle a pris son nom; en effet vous chercheriez en vain cette très-utile plante vivace, à l'aspect sombre à vos pieds, dans l'herbe des champs. — Le grand distributeur des choses du monde, lui a peut-être donné, à cause de son peu d'éclat, un habitat plus élevé afin de la mettre ainsi plus en évidence pour ses salutaires vertus.

Cependant ses nombreuses graines la rendent un peu vagabonde, puisqu'on la rencontre aussi dans les haies où sa taille a triplé parce qu'elle ne s'est plus trouvée dans les mêmes conditions de terrain.

— PROPRIÉTÉS — Vous recueillerez la plante toute entière vers juin et juillet, et si cette première récolte ne suffisait pas, vous aurez encore celle de Septembre; — elle servira en infusion, 10 p. 1,000 dans les affections des voies urinaires, dans l'enflure ; elle est donc *diurétique*. — Les feuilles en cataplasmes mériteraient d'être plus employées comme résolutives,

Autrefois la Pariétaire faisait partie *des 5 plantes émollientes.*

La Patience.

On se refuse presque à croire que la Patience a été comestible, il y a quelque cent ans; nous sommes si habitués maintenant à ces légumes savoureux, que l'étiolement rend plus tendres encore, que nous sommes persuadés que les feuilles de notre plante devaient constituer un pauvre aliment, pouvant aller de pair avec le brouet Lacédémonien. — Qui le croira ? nous venons d'apprendre qu'on la cultivait encore pour la table, afin de la mélanger à l'oseille, sous Louis XIV ! Ce n'était pas splendide cette herbe coriace, la digne pendante de la mucilagineuse Mauve, qui délectait tant le palais de nos aïeux ? Mais peut être l'avait-on améliorée ? Ce progrès serait arrivé jusqu'à nous.

Si elle a perdu considérablement du côté des sympathies culinaires, c'est avec libéralité qu'on l'a comblée d'autres qualités.

On va donc aujourd'hui la récolter dans les prés frais où elle abonde. — On l'appelle aussi *Parelle*, puis et davantage, par un nom vulgaire : *Langue de vache, Oseille à crapaud.*

— PROPRIÉTÉS. — Alibert le grand médecin des affections herpétiques, la mettait au premier rang des *racines dépuratives.* — En décoction de 15 à 30 gr. pour un litre d'eau, contre toutes les affections de la peau, en été on préfère à la décoction un infusé prolongé à froid, autrement dit *un macératé.*

On conserve précieusement encore au jardin, la *Patience rouge* sous le nom de *Sang de dragon;* son suc rouge exprimé sur les coupures passe pour un astringent d'une haute efficacité dans lequel nous n'avons pas la moindre confiance.

La Pomme de terre.

C'est plein du souvenir du pharmacien philanthrope, de Parmentier, que je veux vous rappeler quelques avantages de cette Solanée tubéreuse, l'un des plus beaux présents que nous ait fait le Nouveau-Monde. — 1530, le millésime de son introduction en Europe, est à jamais mémorable !

L'alimentation générale place ce tubercule en 3me ligne après le froment et le riz, et en fait une de nos plus grandes ressources ; n'est-ce pas un de nos légumes les plus hâtifs, et ses nombreuses variétés n'offrent-elles pas un grand choix à la cuisine ? — Qui n'en a pas parlé ? Des Agronomes, des Chimistes, des Économistes dignes d'éloges et de reconnaissance ont écrit sur les emplois divers de cette plante.

Que n'a-t-on pas fait avec la Pomme de terre, qui devrait être appelée à bon droit *Parmentière ?* L'industrie vous parlera des vermicelles, des faux sagous et autres pâtes alimentaires, des fécules, de l'amidon, de la dextrine ; dans la cuisine on en met partout, dans les beignets, les gâteaux, les crêmes etc. La pharmacie l'utilise sous toutes sortes de noms et pour toutes espèces de choses ; pour la parfumerie c'est la poudre *d'Oriza* dont les vieilles figures font leur fontaine de Jouvence, etc., etc.

Je n'ai jamais vu un champ de Pommes de terre sans un certain intérêt, à part le côté alimentaire ; les fleurs blanches ou couleur de mauve pâle ne sont pas sans un vrai charme, surtout sur la grande étendue d'un champ et sur le vert foncé du feuillage de cette Solanée.

PROPRIÉTÉS.— *Le potage de fécule de Pomme de terre* pour les convalescents ne vaut ni plus ni moins que le *Tapioca, le Sagou, l'Arrow-root.* — Pour les cataplasmes elle est urgente ; on a quelquefois, assez souvent, de la répugnance pour les cataplasmes de farine de lin, à cause de l'odeur, on devra donc les remplacer par ceux de fécule de pomme de terre ; il s'agira de détremper à froid une cuillerée de fécule dans un verre d'eau fraiche, de faire cuire, en remuant avec une cuillère, jusqu'à ce que le tout prenne une certaine consistance.

On saupoudrera les plaies avantageusement avec la *poudre d'Amidon.*

Les feuilles fraîches de Pomme de terre suffisamment cuites feront d'excellents *cataplasmes* en cas de besoins pressants.

Qui ne connait pas le grand usage que l'on fait de la *Pomme de terre râpée* sur les brûlures récentes ?

Le Prunier.

Pourquoi ne parlerait-on pas du Prunier ? Non pas pour mettre en garde contre son fruit, car il règne sur son compte un préjugé très injuste, mal fondé, une erreur enfin, dont on revient quand on mange la délicieuse *Reine-Claude,* la fine et dorée *Mirabelle,* et la *Questche* dont la valeur encore, comme pruneau, se solde par millions.

Quel embarras dans le choix des Prunes ; Mathiole dit : qu'il y a des prunes *verdes* rouges, de couleur *d'yvoire,* jaunes et purpurines, de grosses, de petites, de moyennes, de rondes, de *longuettes,* en ovale, de dures et de molles, de douces, d'aigres, de vineuses et de *pisseuses*. Sans nous occuper trop de la couleur, de la capacité, de la forme, de la consistance et du goût ; nous devons vous prévenir que vos soins du 15 août au 15 septembre, doivent se porter sur la préparation des *Pruneaux*, non seulement sur des pruneaux de choix, pruneaux pour compotes, une ressource très importante à mon avis et à mon goût ; mais sur la dessication au four des prunes inférieures, ce que nous appelons *les Damas* ; ils vous seront agréables, l'hiver, dans beaucoup de circonstances, et le plaisir que vous en tirerez, vous aura fort peu coûté l'été.

PROPRIÉTÉS. — Le Prunier est un des arbres les plus répandus dans nos climats, c'est une garantie pour ses fruits. Nous devons composer avec eux quand ils sont à l'état de pruneaux, cette tisane très commune sucrée ou miellée, qui plait tant aux malades et qu'ils réclament sous le nom de *jus de Pruneaux* ;— 125 grammes pour un litre 1/2 d'eau qu'on fera réduire à un litre.

Les beaux et bons Pruneaux cuits au sucre sont un aliment laxatif et rafraichissant pour les convalescents; on prendra toujours plus volontiers, une poudre médicamenteuse, une pilule dans un pruneau.

Les feuilles ou les follicules de Séné infusées dans le jus aigrelet et sucré des Pruneaux deviennent le purgatif des enfants le plus facile à administrer.

L'écorce de la racine du Prunier en décoction, donnera une tisane rouge-foncé qui servira utilement comme fébrifuge ; l'écorce de la racine du Pommier et du Poirier jouit des mêmes propriétés.

La Réglisse.

A une époque où nous nous piquons de parler correctement, vous avez pu remarquer qu'on met une certaine hésitation à dire *de la bonne réglisse* et que la langue part pour le *masculin* ; — il y a un siècle à peine, les médecins disaient encore *de la Reygalisse* et *Régolisse*.

Voilà d'un premier aperçu, le signalement de cette légumineuse arbustive : difficile et envahisseur. Je m'explique : dans quelques uns de nos jardins, on la rencontre par ci par là, sans ordre, près des haies où on la resserre ; mais elle ne garde pas cette place réservée aux plantes de bas étage, aussi reparait-elle au milieu d'une plate-bande qui semble lui mieux complaire ; en un mot, elle est vagabonde. Elle est encore capricieuse ; souvent vous la plantez en vain, elle végète à regret, jaunit, puis meurt ; si vous voulez la cultiver avec soin et que vous arriviez déjà à un certain succès, il faut lui laisser toute la liberté qu'elle veut prendre, afin qu'elle soit solidemeut implantée avant de la récolter, c'est à dire qu'elle ait fait sa tige souterraine ce que vous nommez sa racine, vulgairement et contre tout *le bois de Réglisse*.

PROPRIÉTÉS. — Son nom latin Glycyrrhisa rend délicieusement toutes les qualités de cette racine sucrée,

aux propriétés adouçissantes, laxatives, diurétiques ;
les Scythes s'en étaient servis très habilement en décoction ; les Arabes la mâchent dans l'aphonie.

Maintenant et pour longtemps encore, elle composera la boisson banale pour toutes les maladies, elle
édulcorera toutes les tisanes communes ; mais qu'on
s'en souvienne, on la fera infuser. Aux temps passés
et pas trop loin de nous, on la faisait bouillir avec des
autres substances, mais le progrès a blâmé ce mode
de faire qui dissolvait un principe âcre et l'infusion est
préférée et préférable. En été, le macératé à froid de
12 heures vaudra mieux : 10 à 15 grammes pour un
litre d'eau.

C'est la base du *Coco*, cette boisson de la rue.

Cette racine sert à préparer *l'extrait de Réglisse*,
votre *jus de Réglisse solidifié*.

La Médecine vétérinaire en use dans toutes ses mé-
dications, c'est *la poudre inerte* servant à l'administration de toutes les poudres actives.

La Ronce.

Nous nous trouvons arrêtés dans les inextricables
Ronces, encore ne sont-elles pas toutes sans aiguillons !

Celles qui rampent sur les champs après les moissons, celles encore qui s'entrelacent dans les bois sont
presque inoffensives ; mais prenez garde aux ronces
des haies, qui portent des guirlandes armées presque
meurtrières, et vous invitent a en user pour rendre

vos clôtures aussi défensives que possible contre l'envahissement des larrons.

L'espèce qui couvre le sol de certains bois, d'un feuillage vert et raide jusqu'à ce que l'automne avancée fasse passer ses feuilles à la teinte rouge, est recherchée des herbières qui la donnent aux bestiaux très friands de cet arbrisseau sarmenteux.

Que dire de ses fruits très-abondants nommés improprement *Mûres*, si ce n'est que des gens très-prévoyants ont pensé que, dans les années où le vin manquerait, ces fruits pourraient remplacer le raisin et qu'on obtiendrait ainsi non seulement du vin, mais encore de l'alcool et du vinaigre ; idées vastes et splendides...... si elles ne sont pas creuses.

PROPRIÉTÉS. — La feuille de la Ronce, dans toutes ses variétés, est un remède astringent des plus vulgaires contre les affections de la gorge ; à tel point qu'on est dans l'habitude d'avaler, sans raisonnement, mais sans accident, ce gargarisme comme une tisane, au lieu de s'en servir pour gargariser, comme le mot l'explique, la partie interne malade : 15 à 20 grammes pour un litre 1/2 d'eau miellée, en décoction.

En vérité, les *Mûres* d'un bleu foncé de la Ronce, doivent avoir la même valeur en sirop que les *Mûres* du *Mûrier noir*.

La Rue des Jardins.

Chez les Anciens, avoir de la Rue dans son jardin,

c'était défier tous les maléfices. Un vieux conte, qui s'est propagé jusqu'à nos jours, assure qu'une Belette qui voudrait combattre un Serpent, mangerait de la Rue à l'avance, afin de se préserver de son venin; nous avons donc affaire à une plante active.

Les Dames Romaines recherchaient l'odeur de la Rue autant qu'elles détestaient celle du Citron.

De nos jours, ce sous-arbrisseau toujours vert, occupe un coin retiré du jardin; mais ne le froissez pas, il trahirait sa présence, une odeur de rue, une odeur affreuse, *sui generis,* la décélerait; il règne, de par le monde sur son compte, toutes sortes de versions, plus noire l'une, plus noire l'autre, si bien que la Rue ne devrait être nulle part, brisée à tout jamais dans ses germes très-féconds; mais pourquoi la trouve-t-on partout? — C'est l'histoire du fruit défendu, du *liber improbatus* du Télémaque etc etc.

Plus d'une fois on est venu me dire mystérieusement, connaissez-vous cette herbe? Depuis vingt ans que je la cultive dans un verger, depuis 20 ans, mes haies sont vivement ou rudement ouvertes par le prochain, non pour les prunes du clos, mais à cause de la Rue, qui fait heureusement des plants très-ligneux la multipliant indéfiniment.

PROPRIÉTÉS. — Pourquoi avoir parlé de la Rue dont une autorité médicale a dit : *que son emploi thérapeutique était encore mal déterminé?* Une raison concluante pour s'abstenir d'en user maladroitement; de plus, c'est un rubéfiant, une cause très suffisante qui condamne notre plante à l'oubli.

La poudre caustique qu'on ferait avec toute la plante pourrait peut-être servir d'insecticide ? — Avis aux amateurs.

La Saponaire officinale.

Nous nous occupons de cette plante indigène qu'on nomme aussi Savonnière, nom qui indique mieux ses qualités économiques ; et nous nous attachons à elle parce qu'elle s'attache à nous d'une façon durable; car, une fois admise dans une culture, on en possédera toujours, elle y tracera dans tous les sens, d'une manière démesurée, malgré l'emplacement, le terrain et les saisons.

Elle croit spontanément dans les prés humides; ses fleurs blanches rosées, en forme d'œillet, rassemblées en bouquet, en feraient presque une plante très vivace d'ornement pour les grands jardins, si nous n'avions pas l'espèce à fleurs doubles, purpurines, qui tient si bien sa place au parterre et à laquelle on reproche seulement sa mauvaise tenue.

PROPRIÉTÉS. — *Les feuilles, les fleurs et les racines* sont fondantes, dépuratives; dans les affections de la peau, les infusions et les décoctions seront des véhicules utiles pour d'autres substances plus actives. La Saponaire, a-t-on dit, pourrait dissiper les douleurs rebelles des articulations : 15 gr. de feuilles en infusion ; 20 gr. de racines pour un litre d'eau, en décoction.

Cette plante a eu une grande vogue parmi les ménagères pour savonner les étoffes ; aussi la recueillait-on soigneusement et avait-on voulu l'avoir près de soi au jardin ; mais l'emploi du *bois de Panama*, dont les effets sont supérieurs, l'a fait délaisser.

La Sauge officinale.

La Sauge est un sous-arbrisseau aromatique qui, après deux ou trois ans de plantation, s'étale sur le sol, de l'étendue d'un mètre ; cet emplacement outre mesure indique trop qu'elle a besoin d'être replantée en bordure. Autrefois, on la plaçait au jardin à côté de ses sœurs, la Lavande et la Menthe, pour les mêmes besoins ; mais, si on aborde l'origine de son histoire, on est émerveillé de tout ce qu'on dit d'elle : ç'a été d'abord l'herbe sacrée des anciens, puis l'école de Salerne disait : *Pourquoi l'homme qui a la Sauge dans son jardin meurt-il ?* — N'est-elle pas le thé par excellence des Chinois qui la préfèrent à celui du Céleste-Empire ? — Les Hollandais ont longtemps trafiqué sur *les feuilles de la Sauge* qu'ils faisaient préparer comme celles du vrai Thé, les Chinois leur échangeaient alors 500 gr. de Sauge contre 2 kilog. de Thé.

Du reste, sur la foi des anciens, on peut en user autant qu'on voudra, elle est *sans venin* ; ils préten-

daient que des crapauds se trouvaient ordinairement
au pied de cette simple et qu'ils tiraient tout le poison
qu'elle pouvait contenir.

Propriétés. — *Les feuilles,* en infusion légère, sont
stimulantes, toniques, digestives ; elles activent mo-
mentanément les fonctions générales, 10 p. 1000.

L'infusion dans le vin chaud donnera un *vin aromatique,* qui servira à laver les plaies de mauvaise
nature, également chez les animaux. La plante entière
entre dans les *espèces aromatiques* pour grands bains,
lotions, fumigations.

L'eau-de-vie dans laquelle on fera macérer pendant
quinze jours, des feuilles de Sauges sèches, réussira en
frictions sur les douleurs ; — quelques gouttes de cette
eau-de-vie dans un verre d'eau sucrée aura toutes
les propriétés médicales de l'*Eau de Mélisse des Carmes,*
de la *Chartreuse forte,* n'en déplaise aux fabricants
plus ou moins enfroqués.

Le Serpolet.

Petite plante rampante et qui sent bon — c'est ainsi
qu'on signalait le *Thym Serpolet* il y a plus d'un siècle;
de nos jours c'est *une petite plante à fleurs rouges et
d'odeur agréable,* ainsi s'exprime Seringe. Donc, voilà
la simple description d'une humble plante de cinq à
six pouces, à épis verticillés de fleurs purpurines, qui
compose à elle seule une pelouse fleurie, parfumée,
sur pelouse des plus sèches, puisqu'on la rencontre, le

plus souvent, appliquée sur de larges surfaces dans les terrains les plus arides, dans les garennes, sur les friches, sur les voies herbues ou voies romaines.

Je me garderais bien d'omettre un avantage qui relève énormément notre simple herbette et qui la rehausse d'une façon toute sensuelle aux yeux des gourmets, je veux parler de cette pâture qu'elle fournit aux lièvres, aux lapins, aux abeilles ; tel lièvre ou lapin qui broutera sur de pareils champs embaumés de ses mignonnnes fleurettes, devient cent fois préférable, sous le rapport culinaire, à celui qui vivrait des cultures les plus luxuriantes.

PROPRIÉTÉS. — L'infusion de cette plante, des *sommités* surtout, dont l'odeur pénétrante tient de la Mélisse, est stimulante, digestive après le repas, — incisive, expectorante dans les toux quinteuses, convulsives. En faire la récolte lorsqu'elle est en fleurs, en prévision des rhumes d'hiver, coqueluche ; elle peut encore remplacer la Menthe poivrée, la Mélisse et l'Hyssope.

On l'associe pour une part dans un mélange de *plantes aromatiques* qui servent dans les fomentations sur les membres faibles, c'est de lui surtout qu'une fumigation convenablement dirigée tient une partie de son efficacité ; son nom de Thym ne veut-il pas dire *courage* ou *cœur ?* — en effet, il ranime les *esprits vitaux*.

Le Stramoine.

Le Stramoine, vulgairement appelé l'*Herbe à la taupe*, devait jouir autrefois d'effets diaboliques, si nous nous en rapportons aux noms terrifiants qu'il garde encore : *l'Endormie, l'Herbe aux Sorciers, aux Magiciens, la Pomme épineuse du diable,* indiquent suffisamment que son emploi n'était pas toujours bénin et que ceux qui s'en servaient devaient avoir des instincts où des intérêts mystérieux.

C'est au milieu des cultures, sur un terrain choisi, qu'il végète ordinairement ; il est loin de ressembler à ses congénères que l'on cultive sur les parterres ; leurs fleurs sont longues, grandes et très-odorantes. Le feuillage vert sombre du Stramoine médicinal a une odeur assoupissante qui donne de la défiance ; on assure — je ne vous le garantirai pas — qu'il serait imprudent de s'arrêter dans son voisinage où bientôt on serait saisi d'étourdissement.

Propriétés. — Qu'en fera-t-on ? où est le côté de ses avantages ? C'est d'abord la Providence des asthmatiques : ses *feuilles puantes,* vert foncé, séchées et roulées en *cigarettes,* une *petite pipe* chargée de ces mêmes feuilles menues aideront la respiration, et l'oppression des patients sera plus supportable.

Si vous recueillez des feuilles de Stramoine pour votre soulagement, enserrez-les quand elles seront assez sèches, dans une boîte, un sac, un vase de faïence où vous apposerez une étiquette rouge; cette couleur significative mettra en garde contre certains dangers. L'autre jour, et malgré trois ou quatre étiquettes, une bonne dame faisait infuser des feuilles de Stramoine au lieu de feuilles de Bourrache.

Le Sureau noir.

Le Sureau noir, si commun, trône dans toutes les haies, surtout au village, sur un mètre d'épaisseur et sur trois ou quatre mètres de hauteur; cette place lui est acquise. C'est, certainement, l'arbrisseau le plus désagréable, le plus gênant qu'il soit possible de voir; son feuillage n'est-il pas d'un vert foncé le plus affreux? et quand vous le froissez, ne s'en dégage-t-il pas une odeur nauséabonde, repoussante? Mais s'il vous manquait, ce vieux témoin obligé qui donne la limite de votre propriété, qui vous défend contre les empiétements d'un voisin qui veut étendre la sienne à vos dépens? c'est jusqu'au tortueux tronc de votre Sureau suranné que vous invoquerez vos droits; n'a-t-il pas force de loi?

Vous n'oublierez jamais qu'il vous donne en juin une grande quantité de fleurs blanches qui embaument l'air, et auxquelles succèdent des corymbes aussi nombreux de petites baies noires.

Allez sous son ombrage, et ne craignez pas, comme on le répète, qu'il soit nuisible à la santé?

PROPRIÉTÉS. — Cet arbrisseau avait, chez nos pères,

une grande renommée, son nom latin qui vient de l'arabe signifie *purger,* aussi quel énorme usage on faisait jadis de la seconde écorce de sa racine (seconde pelure de son écorce) !

Le suc exprimé *des feuilles, des fleurs, des jeunes pousses* et *des baies* étaient encore des purgatifs énergiques, inusités maintenant ; nous n'avons conservé de tous ces moyens que l'*infusion des fleurs,* cette ressource populaire coutumière de la première heure ; on l'utilise également en fomentations et pour certains collyres.

Les temps sont passés alors que les baies étaient recherchées, les vins foncés du Midi les remplaceront désormais pour la coloration des petits vins clairets.

Quand on sait ne mettre qu'une quantité suffisante de fleurs de Sureau séchées dans certains vins blancs sucrés, on arrive à leur donner le *bouquet du vin muscat ;* c'est à Cette que l'on opère au mieux ce genre de fabrication.

Les fleurs noircissent et perdent leur odeur promptement, elles doivent être conservées dans un vase fermé.

Le Tilleul.

Enfin, nous sommes fixés sur le nom de cet intéressant Tilleul d'Europe qu'on nommait autrefois *Tillet, Thil, Teil, Tilleau,* et s'il n'existait pas, on l'inventerait, car on pourrait difficilement s'en passer. Sully, sous le bon Béarnais, y avait bien pensé, en décrétant la plantation de cet arbre dans toutes les communes de France ; de nos jours, les édilités font preuve de bon sens en plantant de cettè essence les avenues, les places publiques. En effet, est-il un arbre élevé qui se prête aussi facilement à la taille ? il en est aussi très-peu dont les fleurs, d'une odeur si douce et si suave, soient autant recherchées des abeilles; sans nombrer la grande utilité du bois dont les sculpteurs, les menuisiers, graveurs connaissent la longue conservation, puisque les larves ne l'attaquent jamais ; qui ne connait pas l'utilité de l'écorce?

PROPRIÉTÉS. — On ne récoltera pas indifféremment des fleurs sur plusieurs espèces de Tilleul que l'on trouvera dans les bosquets, certaines espèces élégantes par le feuillage ont des fleurs inodores.

Les fleurs que l'on recueillera avant que tous les boutons soient entièrement épanouis, sont béchiques, sudorifiques ; elles exercent une influence salutaire sur le systême nerveux ; aussi servent-elles d'infusion théiforme habituelle pour les plus petites comme pour les plus grandes indispositions. Il n'est pas nécessaire de rappeler que ce breuvage est délicieux et que, comme boisson agréable, il vient après le *Thé chinois*.

Se souvenir des bons effets du Tilleul en *fumigations*.

Le Tussilage.

La Providence fait donc bien ce qu'elle fait ! Ne publie-t-elle pas la haute valeur de cette Composée, puisque certains botanistes ont écrit qu'elle habite depuis les bords de la mer jusque sur les cîmes les plus élevées des Alpes ; dans l'Est, nous trouvons ce végétal vivace, à fleurs jaunes, à racines traçantes, dans les endroits un peu humides, sur les hauts-bords des canaux.

Son surnom de *Pas-d'âne* lui vient de la forme de ses feuilles ; elles sont en outre cordiformes, cotonneuses en dessous.

Sa végétation hâtive nous surprend ; il épanouit dès le premier printemps sa fleur solitaire, en compagnie du Pissenlit et de la Pâquerette ; alors vous chercheriez en vain sa feuille, elle ne pousse, contrairement aux lois de la végétation, que plus tardivement. Aussi a-t-on dit de cette plante : *Filius ante patrem, le fils avant le père.*

PROPRIÉTÉS. — Ainsi que le mot Tussilage l'indique, les fleurs de cette plante sont adoucissantes, en infusions seules ou mélangées à d'autres fleurs pectorales, dans les rhumes, les maladies chroniques des poumons. — Les recueillir tous les jours, car elles passent vite.

On peut fumer ses feuilles comme du tabac, et si l'on roulait deux feuilles sur elles-mêmes pour cigarettes, on aurait peut-être un salutaire calmant pour l'oppression ? *Les feuilles et les racines* jouissent des mêmes effets adoucissants que la fleur.

La Valériane.

Il faut aller chercher les bonnes plantes où elles croissent ; on trouvera indifféremment celle-ci dans les endroits bas et humides où elle atteint près de deux mètres, assez souvent aussi sur les collines, alors sa taille est moyenne.

Ne la confondons pas avec celle des jardins, aux racines inodores, aux fleurs rouges, roses ou d'un blanc pur, ni avec celles des champs, ces *Valérianelles* alimentaires d'une saveur fade, recherchées pour les salades.

La Valériane officinale ou *Valériane sauvage* dont la tige est cannelée, a un caractère frappant : l'odeur toute particulière, très-pénétrante de sa racine (herbe aux chats) qui attire les chats, ils aiment à se rouler dessus et la couvrent d'urine ; c'est pour eux un flux de délectations dont vous devrez vous donner la représentation très-curieuse.

PROPRIÉTÉS. — C'est sur les *racines* que nous devons compter, car elles sont un puissant sédatif du système nerveux, un réel antispasmodique. Tissot n'a-t-il pas écrit : *que si l'épilepsie lui résiste, c'est qu'elle est incurable.* Quest-ce que n'ont pas dit de la Valériane, Scopoli, Fabius, Colomna ?

Il convient, avant de récolter cette racine à fibres déliées, qui deviennent brunâtres par la dessication, d'attendre deux ou trois ans. — Infusion prolongée à vase clos, 15 pour 1000. — La macération de six jours, de 30 grammes de racines dans un litre de vin blanc sera commode et plus efficace. — Deux verres à vin de bordeaux dans la journée. — *La poudre* est d'un emploi facile.

La Violette de mars.

Aimable fille du printemps,
Timide amante des bocages.

Le poète exprime ainsi son *hâtivité* et son habitat ordinaire ; en effet, la Violette odorante est une des rares et modestes plantes précurseurs du printemps. Aux premiers beaux jours de mars, avant que ses feuilles soient entièrement développées, elle fait son apparition, à notre grande satisfaction, et si quelques jours après, les corolles se cachent sous des feuilles cordiformes et nombreuses, une *odeur douce et réjouissante,* comme dit Lémeri, la révèle agréablement.

Vous n'irez pas la recueillir au bois, mais plus commodément sur les bordures des plates-bandes de votre jardin, parce que la Violette odorante, qui est aussi vivace, est reconnue pour une plante qui se prêtera d'une façon simple, peu dispendieuse et durable pour agrémenter les terrains quelles qu'en soient les dispositions ; excellent moyen pour avoir, presque sans dérangement et près de soi, une récolte copieuse de fleurs très-colorées, bien parfumées, mille fois préférables à toutes ces espèces inodores des montagnes que le com-

merce fait ramasser et offre à tous les pressants besoins.

PROPRIÉTÉS. — *Les fleurs* de la Violette sont des
plus employées; c'est avant tout, l'infusion de ces
fleurs que l'on demande, comme un adoucissant, **un
pectoral efficace dans les diverses inflammations de la
poitrine**; elles sont aussi rafraîchissantes — les vieux
auteurs disent qu'elles sont *humectantes*.

On ne voit pas d'inconvénients à l'emploi *des feuilles*
en cataplasme.

Les belles rosettes ou mieux les fleurs de l'*espèce
double* peuvent être récoltées et utilisées comme les
corolles simples.

Mirbel et Lamark (an XI) assurent qu'on fait à
Hyères et à Marseille, pour l'usage de la table, des
gâteaux de fleurs de Violettes, qu'on devra joindre, à
notre avis, aux *beignets de fleurs d'Acacia*.

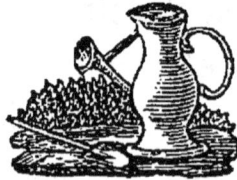

TABLE

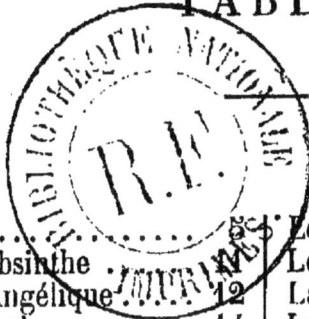

www.ingramcontent.com/pod-product-compliance
Lightning Source LLC
Chambersburg PA
CBHW060626200326
41521CB00007B/910